Sabine Makowski

Die Schulangst besiegen

So helfen Sie Ihrem Kind

Cornelsen
SCRIPTOR

Die in diesem Werk angegebenen Internetadressen haben wir überprüft (Redaktionsschluss 31. Mai 2003). Dennoch können wir nicht ausschließen, dass unter einer solchen Adresse inzwischen ein ganz anderer Inhalt angeboten wird.

Cornelsen online www.cornelsen.de

Gedruckt auf chlorfrei gebleichtem Papier
ohne Dioxinbelastung der Gewässer.

Bibliografische Information
Die Deutsche Bibliothek verzeichnet diese Publikation in der Deutschen Nationalbibliografie; detaillierte bibliografische Daten sind im Internet über http://dnb.ddb.de abrufbar.

5.	4.	3.	2.	1.	Die letzten Ziffern bezeichnen
07	06	05	04	03	Zahl und Jahr der Auflage.

Konzeption und Redaktion: lüra – Klemt & Mues GbR, Wuppertal
Typografisches Konzept: Magdalene Krumbeck, Wuppertal
Fotos: Dirk Krüll, Panama / laif, Düsseldorf
Umschlaggestaltung: Magdalene Krumbeck, Wuppertal
Satz: stallmeister publishing, Wuppertal
Druck und Bindearbeiten: Clausen & Bosse, Leck
Printed in Germany
ISBN 3-589-21668-9
Bestellnummer 216689

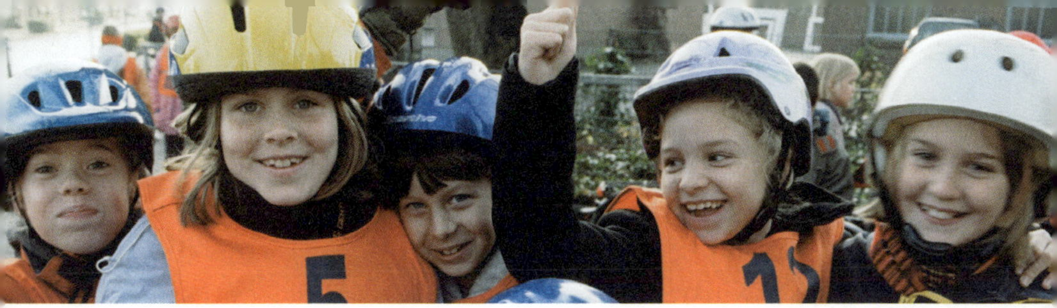

Inhalt

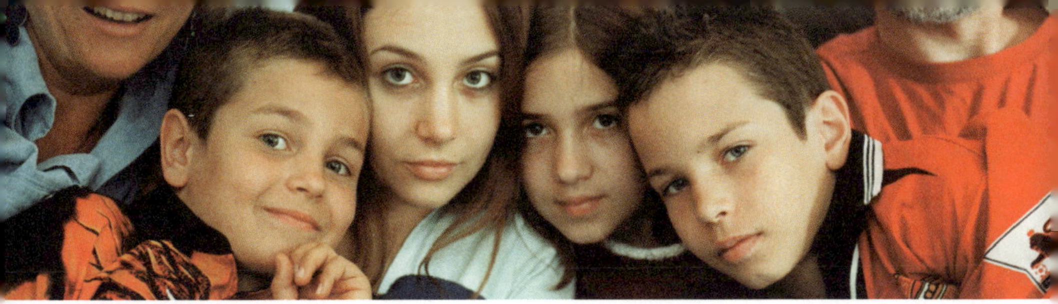

Vorwort

Angst vor der Schule ist ein Phänomen, das vorwiegend in den Industriegesellschaften zu finden ist. Es sei dahingestellt, ob diese Angst aus dem verspürten Leistungsdruck erwächst oder ob sie etwas mit der für unsere Lebensweise typischen Freiheit zur Individualisierung zu tun hat, mit dem hohen Druck, den eigenen Weg mit Erfolg zu finden und zu gehen. Schulangst ist ein sehr vielschichtiges Problem, das sicher nicht einseitig auf das Fehlverhalten von Lehrern, hohe Leistungsanforderungen oder etwa Mobbing und Gewalt zurückzuführen ist. Ebenso wenig wird man allein den Eltern die Verantwortung zuweisen können.

Hat ein Kind erst einmal Vorbehalte gegen den Schulbesuch aufgebaut, dann wissen Eltern manchmal fast nicht mehr, wie sie es schaffen können, dass ihr Kind die Schule wieder zufriedener besucht. Lassen Sie sich anregen, die Erziehungsarbeit, die Sie täglich leisten, „aus dem Bauch“ wieder stärker „in den Kopf“ zu befördern. Stecken Sie sich bewusst und überlegt Ziele, denn Sie können Ihrem Kind helfen, wenn Sie bereit sind, an sich selbst zu arbeiten. Lassen Sie sich in der Überzeugung bestärken, dass Sie mit Ihren Sorgen nicht allein sind und Verbündete finden können. In alle Bände dieser Reihe fließt neben der Erfahrung von Eltern auch die von Lehrkräften ein. Im Alltag erprobte Anregungen helfen Ihnen, für Ihr Kind eine förderliche Umgebung zu schaffen, in der es seine Fähigkeiten und Begabungen optimal entwickeln kann.

Schulangst müssen Sie nicht hinnehmen, Sie können etwas dagegen tun.

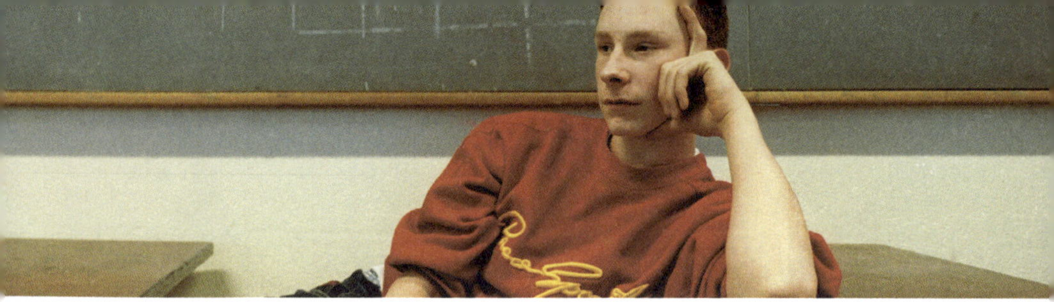

Wenn die Schule Angst macht

Schulangst tritt nicht plötzlich und unerwartet auf. Sie bahnt sich meist bereits lange vorher an, ohne dass Eltern tatsächlich wahrnehmen, dass dies so ist. Kinder, die Angst vor der Schule entwickeln, haben im Rückblick fast immer schon lange vor ihrer Schullaufbahn Verhaltensbesonderheiten gezeigt. Nur wurde diesen im Vorschulalter meist noch keine große Beachtung geschenkt. Schulängstliche Kinder sind oft ruhig, folgsam und nicht selten gehemmt. Unbekannten Personen begegnen sie sehr zurückhaltend. Eltern, die auf bange Gefühle ihrer Kinder aufmerksam geworden sind, nehmen meist an, dass sich solches Verhalten schon noch „auswachsen“ werde. Das ist eine verständliche Hoffnung, schließlich will man seinen Kindern nicht tatenlos zusehen, wenn es ihnen nicht gut geht. Aber ohne weiteres Zutun verfestigen sich ungünstige Verhaltensgewohnheiten leider eher.

Angst macht Menschen klein und hilflos und sie leiden darunter, ganz besonders Kinder.

Eltern können durch ihr erzieherisches Verhalten und ihr Vorbild einen stärkenden Einfluss auf ihre Kinder zu nehmen. Viele Ursachen für ängstliches Verhalten können sie selbst abbauen. Je früher, desto besser. Auch Erwachsene müssen sich täglich mit Anforderungen auseinander setzen und fühlen sich manchmal überfordert. Kinder beobachten das sehr genau und ahmen die Verhaltensweisen ihrer Eltern unbewusst nach. Überdenken Sie Ihr eigenes Verhalten besonders, wenn Sie ungern an Ihre Schulzeit zurückdenken. Ihr Kind könnte davon beeinflusst werden.

Der Angst auf die Spur kommen

Beobachten Sie zunächst genau, wovor Ihr Kind sich ängstigt, und versuchen Sie, ihm dies nachzufühlen. Aus den Gründen und Anlässen für die Ängste lassen sich oft bereits wirksame Gegenmaßnahmen ableiten.

Kim

Seit dem ersten Schultag mit neuer Schulmappe und riesiger Schultüte ist noch kein Unterrichtstag vergangen, an dem Kim morgens nicht geweint hat. Sie ist ein sanftes und freundliches Mädchen, das im Juni erst sechs Jahre alt geworden ist. Sie lächelt nur kurz, wenn ihre Mutter sie weckt, und macht gleich ein kummervolles Gesicht, wenn ihr einfällt, dass sie auch heute wieder zur Schule gehen muss. Sie trödelt im Bad und setzt sich nur widerwillig an den Frühstückstisch. Kim hat keinen Hunger und auch ihr Lieblingsmüsli mit frischen Erdbeeren macht ihr keinen Appetit. Ihre Mutter kann sie nur manchmal zu einem Glas Saft überreden. Je näher der Zeitpunkt des Aufbruchs zur Schule kommt, desto schlimmer werden ihre Bauchschmerzen. Ihre Hände sind feucht und kalt. Ihren Eltern zuliebe beherrscht sie sich so lange wie möglich, aber spätestens, wenn das Auto vor der Schule hält, kommen ihr die Tränen. Mutter muss sie bis in den Klassenraum begleiten, während das Weinen immer schlimmer wird. Kim hält sich an ihr fest, so lange sie kann. Die Lehrerin redet auf sie ein und versucht sie zu beruhigen, aber davon wird es nicht besser, im Gegenteil. Kim will am liebsten weglaufen. Die Lehrerin ist eine ältere Dame mit einer strengen Brille und Kim findet, dass sie komisch riecht. Es ist schrecklich! Alle Kinder sehen das Mädchen verständnislos an. Wenn sie nachher in der Pause wieder fragen, warum Kim morgens immer so lange heule, dann kommen ihr sofort wieder die Tränen. Kim kann es nicht erklären, aber sie hat Angst. Sie will wieder nach Hause zurück. Ihre Eltern erinnern sich, dass es auch fast ein halbes Jahr gedauert hatte, bis sich Kim an die fremden Kinder und Erzieherinnen im Kindergarten gewöhnt hatte. Jetzt scheint sich alles zu wiederholen.

Was ist überhaupt Angst?

Eine erlebte Bedrohung kann erstmals Angst hervorrufen, manchmal verselbstständigt sich dieses Gefühl. Der Zustand der Angst ist mit einer unangenehmen, oft übertrieben hohen Erregung verbunden. Angst wird umgangssprachlich oft mit Furcht gleichgesetzt, mit der folgerichtigen Reaktion auf etwas Bedrohliches. Furcht ist eine natürliche und ursprünglich überlebenswichtige Erscheinung. Sie löst Verhaltensweisen aus, die die wahrgenommene Gefahr verringern sollen. Ob und wie wir Furcht und Angst erleben, hängt sowohl mit unseren Vorerfahrungen als auch mit unserer Selbsteinschätzung zusammen. Besonders solche Situationen, die schwer einschätzbar sind und in denen keine klare Orientierung gelingen will, flößen uns Angst ein. Wir ordnen sie als undurchsichtig, heikel, bedrohlich oder gefährlich ein. Ungewohnte, mit Aufregung verbundene Situationen lösen eine körperliche Reaktion aus, deren Muster tief in der Entstehungsgeschichte des Menschen verankert ist. Während der Frühphase menschlicher Entwicklung waren gefährliche, angstbesetzte Situationen überwiegend überraschende Zusammentreffen mit gefährlichen Tieren oder mit dem Feuer. In einer solchen Situation war es notwendig, sich schnell aus der Gefahrenzone zu bewegen. Im Laufe der Evolution bildete sich ein automatischer und unbewusster körperlicher Ablauf heraus, der die schnelle Flucht möglich machte. Verspürt das Gehirn Angst, löst das Zwischenhirn einen Hormonausstoß von Adrenalin und Noradrenalin aus. Diese Hormone versetzen den Körper mit einem Schlag auf Höchstleistungsniveau. Der Blutdruck steigt, Energiereserven werden mobilisiert. Gleichzeitig unterbinden die Hormone die Nachrichtenverbindungen im Gehirn. Bei einer drohenden Gefahr ist langes Nachdenken mitunter nicht eben hilfreich, der Körper ist auf schnelle Flucht programmiert. Was einst so wichtig und richtig war, ist angesichts des Stresses, den wir in unserem Alltag erleben, unangemessen. Aber wir sind, wie wir sind, wir können nicht anders. Es liegt in unserer Natur, dass uns Stress zum Schwitzen bringt, gleichgültig, was ihn auslöst. Deshalb blockiert Angst, wo Besonnenheit angebracht wä-

Angst ist eine schwer fassbare, besonders unangenehme Gefühlslage.

re. Aber ein angemessener Umgang mit Angst auslösenden Situationen kann gelernt werden.
Angst wird eher von jenen Menschen entwickelt, die ihre Fähigkeiten zur Bewältigung einer Situation oder Aufgabe für besonders gering halten und die von sich eher erwarten, in Bewährungssituationen zu versagen. Meist haben solche Menschen auch schon viele Versagenserlebnisse hinter sich, was sie in ihrer Erwartung weiter bestätigt hat. Aus Vorsicht (einer noch gefühlsneutralen Anspannung) entsteht so allmählich Ängstlichkeit (eine gewohnheitsmäßig negativ gefärbte Empfindung der Anspannung). Ausdruck der Angstempfindung sind verschiedene seelische und körperliche Symptome, deren leichtere Formen jeder schon selbst erlebt hat.
Da Angst eine starke Anspannung bedeutet, gehören zu ihren körperlichen Begleiterscheinungen Zittern, Verspannungen und Verkrampfungen, die sich bis zu Kopf-, Bauch- und Muskelschmerzen steigern können und im Extremfall sogar Lähmungen bewirken. Unklare oder unerwartete Temperaturempfindungen sind ebenfalls oft zu beobachten, Frieren oder Schwitzen, verbunden mit Erröten oder Erblassen, mit Schweißausbrüchen an Stirn und Händen, im Nacken und auf dem Rücken. Seelisch entsteht häufig eine innere Unruhe mit unausweichlichen Gedanken bis zu bedrückenden, beengten Zuständen und tieftraurigen Gefühlen, die den Schlaf-Wach-Rhythmus stören, also das Ein-, Durch- und Ausschlafen behindern. Bettnässen kann auftreten. Verstimmungen können sich bis zum Weinen und Schreien steigern.

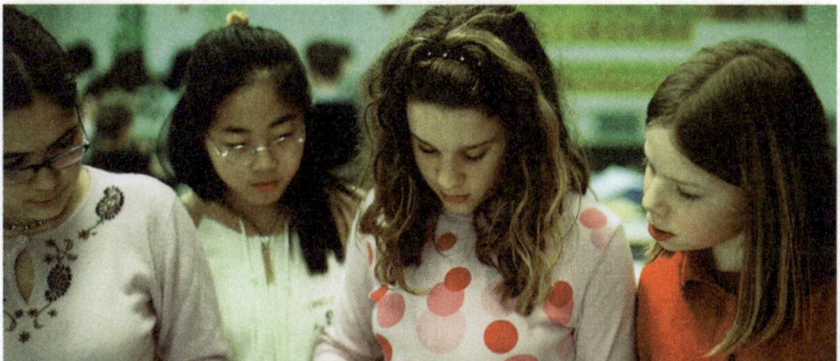

◀ Eine angenehme Umgebung hilft, Ängste zu vermeiden.

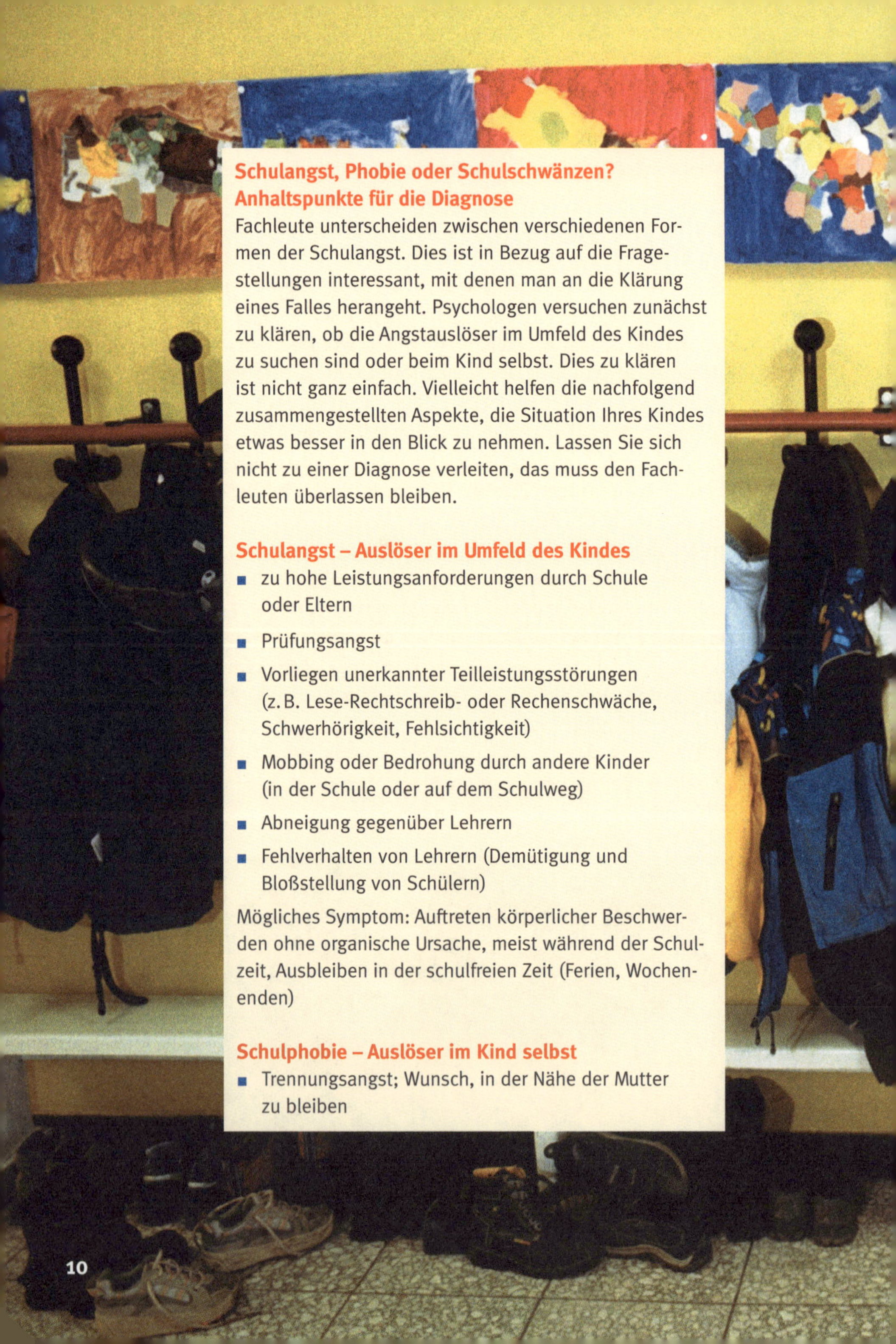

Schulangst, Phobie oder Schulschwänzen? Anhaltspunkte für die Diagnose

Fachleute unterscheiden zwischen verschiedenen Formen der Schulangst. Dies ist in Bezug auf die Fragestellungen interessant, mit denen man an die Klärung eines Falles herangeht. Psychologen versuchen zunächst zu klären, ob die Angstauslöser im Umfeld des Kindes zu suchen sind oder beim Kind selbst. Dies zu klären ist nicht ganz einfach. Vielleicht helfen die nachfolgend zusammengestellten Aspekte, die Situation Ihres Kindes etwas besser in den Blick zu nehmen. Lassen Sie sich nicht zu einer Diagnose verleiten, das muss den Fachleuten überlassen bleiben.

Schulangst – Auslöser im Umfeld des Kindes

- zu hohe Leistungsanforderungen durch Schule oder Eltern
- Prüfungsangst
- Vorliegen unerkannter Teilleistungsstörungen (z. B. Lese-Rechtschreib- oder Rechenschwäche, Schwerhörigkeit, Fehlsichtigkeit)
- Mobbing oder Bedrohung durch andere Kinder (in der Schule oder auf dem Schulweg)
- Abneigung gegenüber Lehrern
- Fehlverhalten von Lehrern (Demütigung und Bloßstellung von Schülern)

Mögliches Symptom: Auftreten körperlicher Beschwerden ohne organische Ursache, meist während der Schulzeit, Ausbleiben in der schulfreien Zeit (Ferien, Wochenenden)

Schulphobie – Auslöser im Kind selbst

- Trennungsangst; Wunsch, in der Nähe der Mutter zu bleiben

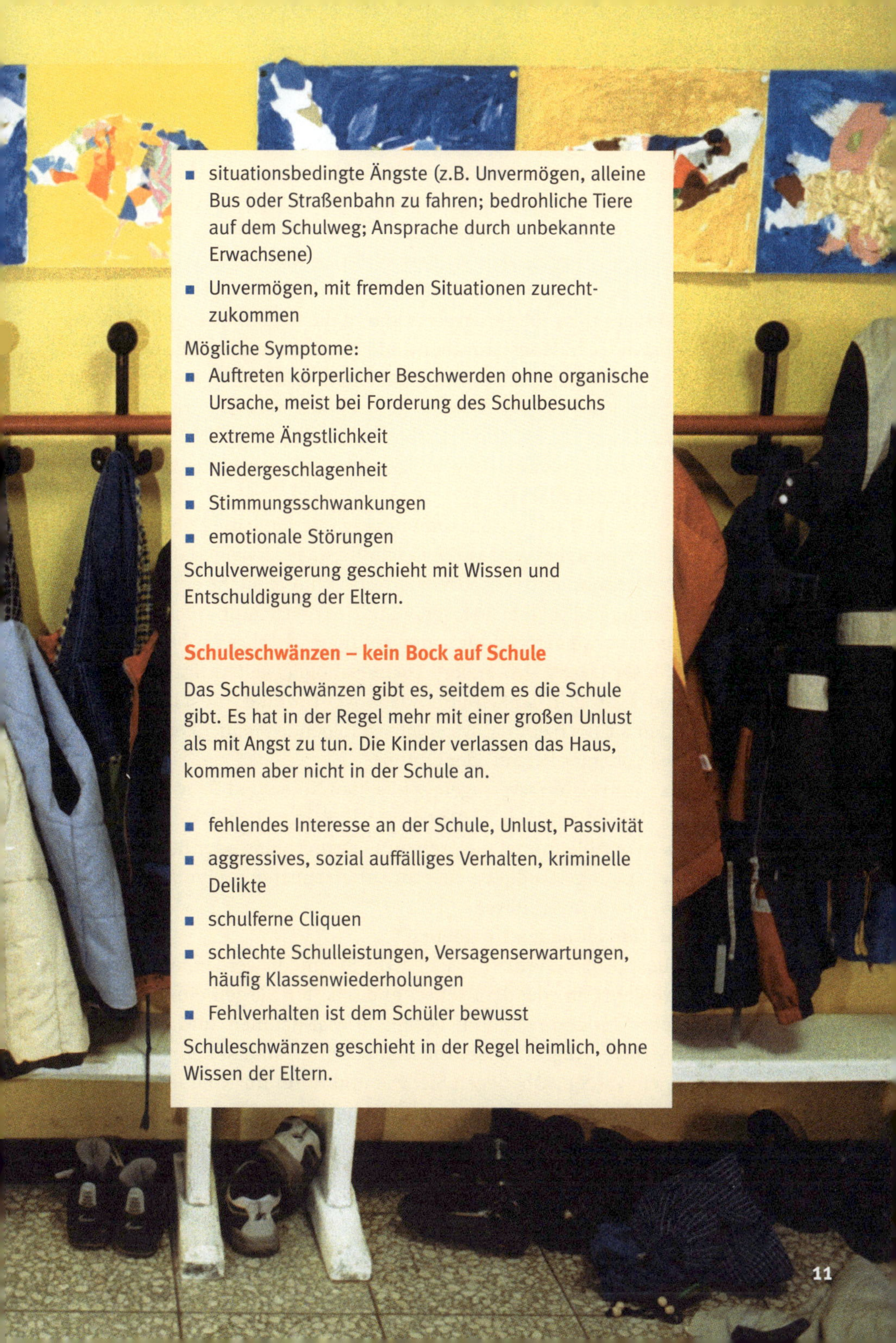

- situationsbedingte Ängste (z.B. Unvermögen, alleine Bus oder Straßenbahn zu fahren; bedrohliche Tiere auf dem Schulweg; Ansprache durch unbekannte Erwachsene)
- Unvermögen, mit fremden Situationen zurechtzukommen

Mögliche Symptome:

- Auftreten körperlicher Beschwerden ohne organische Ursache, meist bei Forderung des Schulbesuchs
- extreme Ängstlichkeit
- Niedergeschlagenheit
- Stimmungsschwankungen
- emotionale Störungen

Schulverweigerung geschieht mit Wissen und Entschuldigung der Eltern.

Schuleschwänzen – kein Bock auf Schule

Das Schuleschwänzen gibt es, seitdem es die Schule gibt. Es hat in der Regel mehr mit einer großen Unlust als mit Angst zu tun. Die Kinder verlassen das Haus, kommen aber nicht in der Schule an.

- fehlendes Interesse an der Schule, Unlust, Passivität
- aggressives, sozial auffälliges Verhalten, kriminelle Delikte
- schulferne Cliquen
- schlechte Schulleistungen, Versagenserwartungen, häufig Klassenwiederholungen
- Fehlverhalten ist dem Schüler bewusst

Schuleschwänzen geschieht in der Regel heimlich, ohne Wissen der Eltern.

Von der Angst zur Schulangst

Als Schulangst bezeichnen Fachleute eine persönlich erlebte Bedrohung des Schülers durch die Schule oder durch die mit ihr verbundenen Personen, Situationen, Prozesse, Anforderungen und Ereignisse. Genau genommen vermischen sich hier die verschiedensten Formen von Kinderängsten, etwa vor Personen, Konflikten, Bestrafungen, Verlusten, Ablehnung, Versagen und vor der Angst selbst. Die Anspannung und die negativen Empfindungen hat die Schulangst mit allen anderen Ängsten gemeinsam.

Nicht die schulischen Gegebenheiten an sich lösen die Schulangst beim Kind aus, sondern die Befürchtung oder das Erleben, ihnen nicht gewachsen zu sein, überfordert, beschämt und gedemütigt zu werden, ohnmächtig, ausgeliefert und wehrlos zu sein, zu versagen und zu leiden.

Wenn Ihr Kind im Zusammenhang mit der Schule über Angstgefühle berichtet oder gar den Schulbesuch verweigert, erfragen Sie behutsam, warum es so reagiert. Das Kind versucht, ein selbst empfundenes Problem zu lösen, indem es den Schulbesuch vermeidet oder verweigert. Es gilt herauszufinden, welches Problem dies ist. Sicher lassen sich andere Lösungsmöglichkeiten finden. Gibt es oder gab es in der Schule etwas, wovor Ihr Kind Angst hat? Ergründen Sie noch einmal systematisch folgende Möglichkeiten:

- Vor einer Person oder Gruppe?
- Vor Leistungsversagen, schlechten Noten und Beurteilungen?
- Vor Situationen, in denen es sich nicht zu helfen weiß?
- Vor Ablehnung, Ausgrenzung, Demütigung oder Bedrohung?
- Vor angekündigten oder unvorhersehbaren Ereignissen?
- Vor dem Schulweg?
- Vor der neuen Umgebung?

Besprechen Sie die Tatsachen, die Sie finden werden, mit der Klassenlehrerin oder dem -lehrer und schaffen Sie gemeinsam Abhilfe oder Milderung durch geeignete Maßnahmen und Gespräche. Manche Angstauslöser müssen beseitigt, andere können umgangen werden. Überlegen Sie, wie und wann Ihr Kind lernen kann, mit den Dingen fertig zu werden, die ihm (zurzeit noch) Angst machen und die unvermeidlich sind.

Wenn sich keine größeren äußeren Angstquellen finden lassen, ergründen Sie das Erleben Ihres Kindes und fragen Sie sich weiter. Worauf reagiert mein Kind mit seiner Angst? Reagiert es:

- auf die Ängste von Eltern, Geschwistern, Freunden oder Verwandten?
- auf Geschichten, die ihm von der Schule erzählt worden sind?
- auf überhöhte Erwartungen von anderen Personen an seinen Schulerfolg?
- auf unangenehme Reaktionen der Umwelt auf seine Leistungen?
- auf mangelnde Hilfs- oder Unterstützungsangebote (in der Schule/zu Hause)?
- auf jemanden, der es nicht ernst genommen oder sich unsensibel verhalten hat?
- auf etwas, das es mitangesehen, mitangehört oder auch nur geträumt hat?
- auf erlebte Hilflosigkeit?

Hinter Schulangst verbirgt sich ein Problem des Kindes, das Angsterleben nach sich zieht und schulvermeidendes Verhalten auslöst.

Sollten Sie auch auf diese Fragen keine aufschlussreichen Antworten finden, helfen Ihnen genauere Beobachtungen Ihres Kindes in verschiedenen Umgebungen weiter. Werten Sie Ihre Ergebnisse mit der Klassenlehrerin oder dem Klassenlehrer aus:

- Reagiert mein Kind häufiger überängstlich?
- War es schon im Vorschulalter ängstlicher als Gleichaltrige?
- Treten die Ängste meines Kindes öfter und intensiver in Erscheinung?
- Hat es noch immer Angst vor allem Fremden, Neuen und Ungewohnten?
- Treten die Ängste meines Kindes phasenweise auf?
- Ist mein Kind oft verstimmt?
- Treten öfter körperliche Beschwerden auf, für die sich keine medizinischen Ursachen finden konnten?
- Ist mein Kind meist verunsichert, übervorsichtig, schüchtern und gehemmt?
- Zieht es sich zurück oder klammert es sich an Bezugspersonen?
- Hat es scheinbar grundlos Angst?

Auf diese Weise erhalten Sie wichtige Hinweise zum Ursprung der Ängste ihres Kindes. Sind sie vorrangig im Kind selbst, in seiner hohen Angstneigung begründet, wurden sie vielleicht teilweise provoziert oder „abgeschaut“ und auf sich selbst übertragen? Gehen Sie der Frage nach, welchen Anteil Angst auslösende Situationen in der Schule selbst haben.

Die Fähigkeit, Angst zu empfinden, ist zwar angeboren, aber der Umgang mit diesen Empfindungen wird erlernt. Ein Verhalten wie bei der Schulangst, das zum Vermeiden der angstauslösenden Situationen führt, kann auch nur durch einen Lernprozess wieder abgebaut werden: Schulangst muss „verlernt“ werden.

„Verlernen“ meint dabei einen Umlernprozess: Überwinden der Angst und Ersetzen durch Selbstvertrauen, Zuversicht und Interesse an Neuem. Das Umlernen dauert erwiesenermaßen länger als das erstmalige Erwerben einer Fähigkeit oder einer Verhaltensweise. Die Mühe lohnt sich dennoch.

Das „ Verlernen“ von Angstreaktionen erfordert viel Zeit und Geduld, Einfühlungsvermögen und Verständnis.

Mit Hilfe der vorangestellten Fragen lässt sich die Angst zum Beispiel von Kim (Seite 7) als Schulangst eingrenzen, die durch die Begegnung mit den vielen Fremden in der Schule (Lehrer und Schüler) wieder ausgelöst wurde. Diese war zuletzt während der Eingewöhnung in den Kindergarten aufgetreten und durch das Wachsen vertrauensvoller Beziehungen allmählich abgebaut worden. Durch eine intensive und einfühlsame Kennenlernphase der Schülerinnen und Schüler untereinander und mit der Lehrerin, auch unter Einbeziehung interessierter Eltern, kann die „Fremdheit“ schneller beseitigt werden, Fähigkeiten in der sozialen Kontaktaufnahme können gezielt eingeübt werden. Wenn Kim sicher ist, dass sie von Mitschülern und Lehrerin angenommen wird und dass sie sich in der Klassengemeinschaft wohl fühlen kann, wird sie am Morgen entspannter sein. Erst dann wird sie ihre Energie auf die neuen Dinge, die die Schule für sie bereithält, konzentrieren können und diese nicht mehr an den Widerstand gegen den Schulbesuch verschwenden müssen. Es ist wichtig, dass Eltern genau hinschauen und versuchen, die Nöte ihrer Kinder zu verstehen. Dann können Lösungen gefunden werden.

Kinder, die leicht Angst bekommen

Wenn wir uns fragen, worin solche Kinder übereinstimmen, die von Außenstehenden rasch als „kleine Angsthasen" eingestuft werden, finden wir leider keine sicheren Erkennungszeichen. Allenfalls stellen sich gewisse Ähnlichkeiten in Temperament und Wesensart dieser Kinder oder in ihren sozialen Lebenserfahrungen heraus. Die Gründe für die Entstehung und Verfestigung von Ängsten sind letztlich sehr persönlich. Darum müssen auch alle Versuche, griffige Rezepte dagegen zu empfehlen, zwangsläufig scheitern. Einige Beobachtungen, die den Verdacht einer verfestigten Ängstlichkeit stützen können, sollen Ihnen die Orientierung erleichtern. Die Bestätigung von Schulangst, ihre Abgrenzung von ähnlichen Störungen und schließlich ihre therapeutische Überwindung müssen jedoch einer fachkundigen Einzelfallbetreuung überlassen bleiben.

Von sich aus empfindsame und ängstliche Kinder

Oft sind unter schulängstlichen Kindern auffallend viele besonders sensible, stille und in sich gekehrte Mädchen und Jungen, die leicht zu erschrecken sind, laute Geräusche nicht leiden können und für derbe Späße nichts übrig haben. Sie wirken häufig zart und zerbrechlich und halten unangenehme Gefühle nicht lange aus. Sie

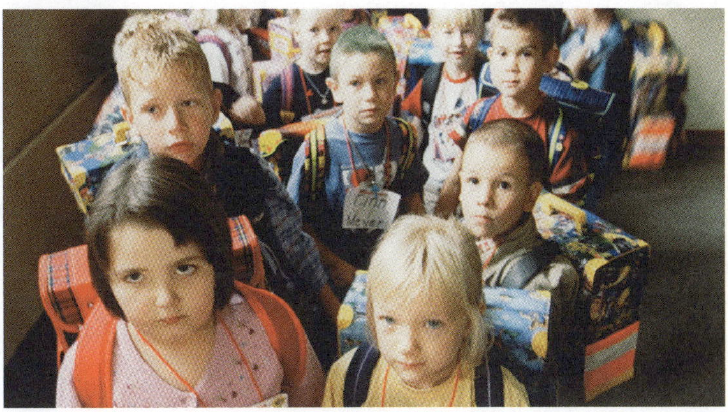

Der erste Schultag – ängstliche Kinder brauchen dafür auch Mut.

scheinen sorgsame Behütung und ein erhöhtes Maß an Zuwendung zu benötigen und werden deshalb von ihren Eltern ausgesprochen behutsam, rücksichtsvoll, fürsorglich und einfühlsam erzogen.

Ängstliche Kinder ziehen sich in unübersichtlichen Augenblicken gern hinter ihre Eltern zurück, gelten als scheu oder schüchtern, sprechen mit Fremden nur ganz leise oder gar nicht, klammern sich in neuartigen Situationen an ihren engsten Bezugspersonen fest und bleiben gar nicht gern allein. Sie fürchten sich oft im Dunkeln, weil sie da mit den Augen nicht kontrollieren können, was um sie herum geschieht, und natürlich bei Gewitter, weil man da überraschend bedrohlichen Geräuschen ausgesetzt ist, ohne diese beeinflussen oder abstellen zu können. Der Straßenverkehr kann ihnen Angst machen, weil er oft viel zu laut und undurchschaubar ist und weil Kindern frühzeitig beigebracht wird, dass sie Gefahr laufen, überfahren zu werden.

Überängstliche Kinder wollen nicht allein einschlafen. Sie fürchten ungeschützt zu sein, sobald sie die Augen schließen, und die Türen zu vertrauten Personen sollen immer offen bleiben. Auch vor selbst erdachten Spuk- und Fantasiegestalten oder Film- und Fernsehmonstern fürchten sie sich, weil diese über magische und irrationale Fähigkeiten verfügen und folglich nicht beherrschbar sind.

Angst kann zu impulsiver Aktivität veranlassen.

Kinder, die sich aus ängstigenden Situationen zurückziehen, die in der Nähe von „Beschützern“ bleiben oder die vor Angst „erstarren“, sind vergleichsweise leicht zu erkennen. Dagegen wird Angst als verhaltenssteuerndes Moment häufig unterschätzt, wenn Kinder ganz im Gegensatz dazu ihre innere Anspannung in aggressiven Entladungen „abzuschütteln“ versuchen. Sie entfalten teilweise eine hektische Betriebsamkeit, gebärden sich laut und wild und bemühen sich vergeblich, dadurch ihre Angst loszuwerden, und fühlen sich hinterher nur noch schlechter. Diese Kinder benötigen ebenso viel Hilfe, Geduld und Zuwendung wie offensichtlich ängstliche Kinder. Sie leiden unter ihrem schwindenden Selbstvertrauen, obwohl es auf den ersten Blick nicht so scheint. Sie erleben, dass ihre Aktivitäten nicht die gewünschte Wirkung haben.

Sehr behütete, sozial unerfahrene Kinder

Sind Kinder in der Auseinandersetzung mit Neuem ungeübt, vielleicht, weil sie bisher unter sehr stabilen Gegebenheiten aufgewachsen sind, machen ihnen fremde Menschen (auch fremde Kinder) und ungewohnte Anforderungen Angst. Vielleicht hatten sie etwa über lange Zeit nur eine einzige Bezugsperson oder sehr wenige oder sie haben sich dauerhaft in ein und demselben Raum aufgehalten. Dann dauert es länger, bis sie sich an eine neue Umgebung gewöhnen, familiäre Veränderungen ertragen, neue Kontaktpersonen akzeptieren und Vertrauen zu ihnen gewinnen.
Ängstliche Kinder können sehr misstrauisch sein, zum Beispiel weil sie eine schwere und bedrohlich erlebte Enttäuschung noch nicht verarbeitet haben, weil sie ein ausreichendes Maß an sozialer Geborgenheit und Sicherheit vermissen (oder in ihren frühesten Lebensmonaten vermissen mussten) oder aber zu viel davon erfahren haben und weil sie deswegen nur sehr wenig Selbstvertrauen entwickeln konnten.

Auch eine zu fürsorgliche Umgebung kann zu Ängstlichkeit führen.

Kinder nehmen ihre soziale Umgebung anfangs als eine Abfolge unvorhersehbarer Geschehnisse wahr, mit denen sie zunächst einmal keine Erfahrungen haben. Durch Nachahmen, Ausprobieren und Korrigieren erwerben sie normalerweise Schritt für Schritt die nötigen Fähigkeiten, um auf das Verhalten anderer Menschen zunehmend erfolgreich reagieren zu können. Dazu müssen sie zuallererst lernen, das Verhalten der Anderen richtig einzuschätzen. Mangelhafte oder schlechte Erfahrungen in diesem Lernprozess führen fast folgerichtig zu Ängstlichkeit.

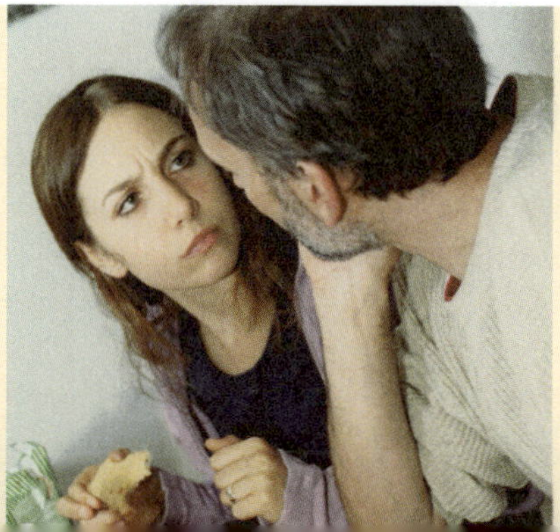

Kinder, deren engste Bezugspersonen ständig unvorhersehbar und unangemessen reagieren, haben es schwerer, die benötigten sozialen Fähigkeiten zu erwerben.

Fehlt Kindern die notwendige soziale Kompetenz, dann können vielerlei Ursachen zu Ängsten führen:

- Ängstliche Kinder befürchten in Gefahr zu geraten, wenn sie etwas falsch machen. Sie schreiben unbewusst ihren Eltern die Fähigkeit zu, sie davor beschützen zu können – Fachleute sprechen hier vom Urvertrauen. Deshalb wollen sie um jeden Preis in ihrer Nähe und damit in Sicherheit bleiben. Das Schlimmste, was passieren könnte, ist, dass den Eltern etwas zustößt. Darum macht einigen Kindern vor allem ihre Ohnmacht Angst, nicht in der Nähe der Eltern bleiben zu dürfen und stattdessen in den Kindergarten oder in die Schule gehen zu müssen.
- Andererseits gibt es Kinder, die auf ihre Eltern unbedingt aufpassen wollen, weil sie die Erfahrung gemacht haben, dass auch Eltern sich manchmal unerwartet verhalten. Solche Kinder geben sich dann die Schuld, wenn in ihrer Abwesenheit etwas passiert ist, worauf sie keinen Einfluss nehmen konnten. Ein solches kindliches Kontrollbedürfnis stellt einen fließenden Übergang zur so genannten Trennungsangst dar, auf die später noch eingegangen werden wird.
- Unbekannte Personen machen Kindern zunächst einmal Angst: Werden sie die Kinder verstehen? Werden die Kinder sie verstehen? Kann man sich notfalls weigern, zu tun, was diese Fremden wollen?
- Tiere können Angst auslösen, wenn sie groß sind oder gefährlich aussehen oder sich überraschend verhalten (sich zum Beispiel schnell und unverhofft bewegen) und aus Mangel an vorherigen Erfahrungen nicht recht einzuschätzen sind.
- Fremde Kinder können verunsichern, weil man nicht im Vorhinein weiß, ob sie „lieb" sind, also gutherzig, rücksichtsvoll, gesellig, ehrlich und zugänglich. Was tun, wenn sie es nicht sind?

Angst kann übertragen werden

Ängstliche Kinder neigen besonders stark dazu, schlechte Erfahrungen, die sie einmal gemacht haben, auf zu viele andere Situationen zu übertragen. Sobald ein unangenehmes Gefühl wie

Furcht oder Schmerz in ihnen geweckt wurde, entwickeln sie Angst vor der Situation, in der es entstanden ist. Jede ähnliche Situation erinnert sie dann sofort wieder an die gefühlte Angst und löst diese Angst künftig ebenfalls aus. Darum sind sie ständig bemüht, solche Angst auslösenden Situationen zu meiden.

Der Anblick eines weißen Kittels kann in einem Kind heftige Angst freisetzen, zum Beispiel wenn es hochgradig schmerzempfindlich auf eine Impfung reagiert hat. Schlechte Erfahrungen mit Erwachsenen (von oft missgestimmten Erzieherinnen aus dem Kindergarten über mürrische, Kinder ablehnende Nachbarn bis hin zu nörgelnden Klavierlehrerinnen, verständnislosen Verkäufern oder genervten Kellnern) können plötzlich auftauchen und auf Lehrer übertragen werden. Es genügt manchmal eine geringe Ähnlichkeit in Aussehen oder Verhalten, um ein tief sitzendes Misstrauen in einem Kind auftauchen zu lassen.

Unangenehme Erfahrungen können für lange Zeit Blockaden in ähnlichen Situationen verursachen.

Kinder wie Kim fürchten, Schwierigkeiten nicht allein überwinden zu können und gehen vorhersehbaren oder auch nur vermuteten Schwierigkeiten „weiträumig" aus dem Wege. Sie übertragen bereits durchlebte Ängste vor Fremdem und Unbekanntem auf aktuelle Gegebenheiten und können sie aus eigener Kraft nicht überwinden. Orte, an denen sie noch nie waren, machen ihnen Angst, weil sie nicht genau wissen, wie man allein von dort wieder an vertraute Orte gelangen kann. Der Weg zur Schule macht deshalb Angst, weil man nicht weiß, was einem alles zustoßen kann, wenn man ihn allein zurücklegen soll. Solche Ängste können durch ein systematisch aufgebautes Training bis zur selbstständigen Bewältigung der

Tipp

Training gegen Angst ...

- wird von Psychologen, Psychotherapeuten und Psychiatern angeboten.
- beruht auf einer umfassenden Diagnostik der geistigen, sozialen und emotionalen Entwicklung des Patienten.
- beginnt mit einer Sammlung aller Angst auslösenden Situationen für den Betroffenen.
- beinhaltet eine Einschätzung der Stärke der empfundenen Angst.

Fördern und fordern – die richtige Mischung macht's.

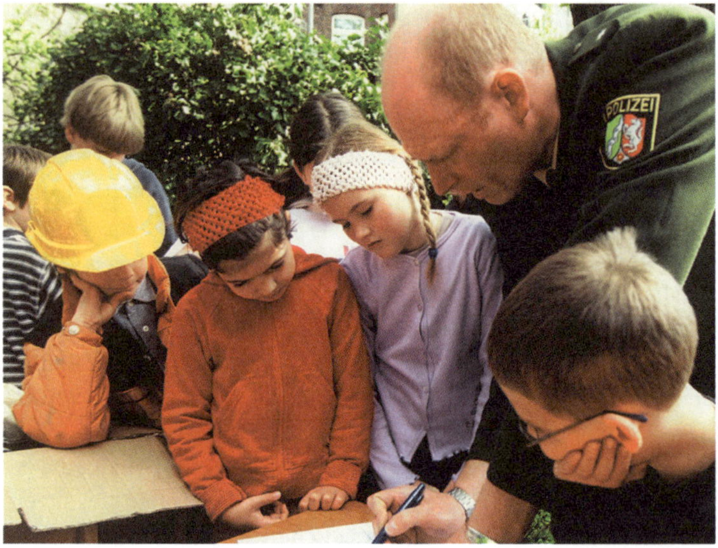

neuen Situation abgebaut werden. Um entstandene Ängste systematisch wieder abbauen zu können, müsste man ihre Stärke genauer ermitteln. Eine solche Messung ist nicht direkt durchführbar, aber jeder Mensch hat einen inneren Vergleichsmaßstab für seine eigene Angst und fühlt sehr genau, wann sie stärker oder schwächer ausgeprägt ist. Es muss beurteilt werden, ob eine bestimmte Angst ungewöhnlich starke und der auslösenden Situation nicht mehr angemessene Ausmaße angenommen hat und behandelt werden sollte. Die Behandlung kann unter anderem durch ein Verfahren der Verhaltenstherapie erfolgen, das „systematische Desensibilisierung“ oder auch „Konfrontationstherapie“ genannt wird. Es beginnt damit, dass die individuell Angst auslösenden Reize ermittelt und nach dem Grad ihrer Belastung in eine Rangordnung gebracht werden. Das Erstellen dieser Rangordnung geschieht auf unterschiedliche Weise. Einem sechsjährigen Kind kann man zum Beispiel eine Leiter aufmalen und die Aufgabe mit einer kleinen Spielfigur oder einem Püppchen veranschaulichen: „Wenn Max auf diese Leiter klettert, wird seine Angst immer größer. Auf dem Boden hat er gar keine Angst, auf der ersten Sprosse nur ein winzig kleines bisschen und mit jeder weiteren Sprosse wird es immer ein bisschen mehr. Ganz oben auf der Leiter hat Max die allergrößte Angst und will schnell wieder hinunter. Du sollst mir nun einmal zeigen, wie groß die Angst wird, wenn man bestimmte Dinge erlebt. Wenn du bei deiner Mutter auf dem Schoß sitzt, hast du gar keine Angst, nicht wahr? So, als wenn Max hier unten vor der Leiter steht. Wie hoch muss Max nun auf die Leiter steigen, damit er genauso viel Angst hat wie du, wenn der Hund vom Nachbarn hinter dem Zaun bellt? Zeig es mir hier auf dem Bild mit der Leiter und lass das Püppchen dahin klettern!"

Bei einem zwölfjährigen Kind kann man folgendermaßen vorgehen: „Auf einer Skala (Messlatte) von 0 bis 10 bedeutet 0 gar keine Angst und 10 riesige Angst. Bei 5 ist die Angst genau mittelstark. Wie viel würde auf dieser Skala deine Angst betragen, wenn eine unangekündigte Mathematikarbeit geschrieben werden soll? Nenne mir einen Wert zwischen 0 und 10, der die Stärke deiner Angst in diesem Moment angeben würde!"

Alle bewerteten Situationen können nun nach ihren Skalenwerten in eine Rang- und Reihenfolge gebracht werden. Das eigentliche Training beinhaltet eine gestaffelte Konfrontation des Patienten mit den Angst auslösenden Situationen – zum großen Teil sogar nur in seiner Vorstellung während er sich in einem entspannten Zustand befindet. Begonnen wird mit der „leichtesten" Angst. Wenn die Entspannung auch dann erhalten bleibt, wenn der Patient sich die ansonsten ängstigende Situation vorstellt, über sie sprechen kann und sie wie im Film ansehen und schließlich auch real aushalten kann, wird zur „nächstgrößeren" Angst übergegan-

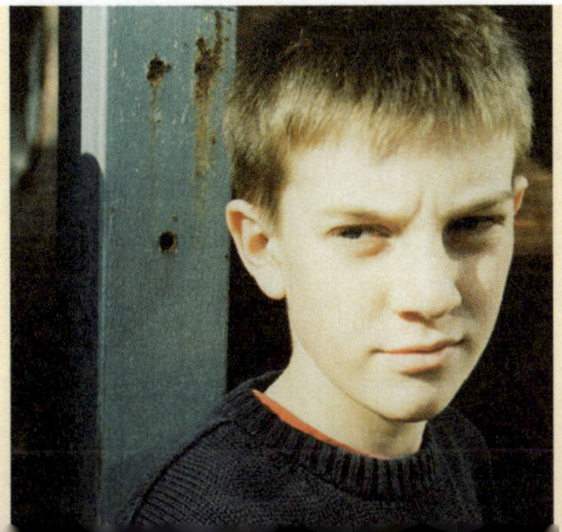

Unsichere Kinder befürchten, in Situationen, in denen sie glauben, versagt zu haben, vom Lehrer oder den Mitschülern nicht gemocht oder sogar abgelehnt zu werden.

gen. Ein Kind, das Angst vor Tieren hat, kann diese Tiere zunächst malen, als Handpuppen mit ihnen spielen, Geschichten darüber hören, Videos darüber anschauen, beobachten, wie andere Menschen sich diesen Tieren nähern, im Beisein des Therapeuten zuschauen, wie Kinder mit diesen Tieren spielen, die Tiere aus der Nähe durch eine Glasscheibe (später durch ein Gitter) betrachten usw., bis es die Tiere selbst berühren, streicheln und mit ihnen allein sein und ohne Angst spielen kann. Das Kind lernt im Trainingsprozess, Situationen, die früher Angst ausgelöst haben, zu bewältigen. Durch das erfolgreiche Meistern solcher Momente sinkt die Angststärke immer weiter ab und verschwindet oft ganz. Mit der beschriebenen Methode kann man auch hartnäckigen Ängsten wie Flugangst, Angst vor Spinnen, Höhenangst und so weiter erfolgreich zu Leibe rücken.

Angst muss man angehen.

Eine Schule ist im Regelfall ein großes, unübersichtliches Gebäude, in dem sich nicht vorhersehbare Ereignisse abspielen können. Gebäude, Klassenraum, Lehrer, Hausmeister, Lern- und Verhaltensanforderungen, alles ist fremd. Aber lange bevor ein Kind das erste Mal ein Schulgebäude betritt, hat es sich bereits ein inneres Bild von Schule gemacht. Solch ein Bild beruht auf Erzählungen, Abbildungen, Filmen und Vorstellungen und kann mehr oder weniger wirklichkeitsgetreu sein, auf jeden Fall bestimmt es seine Erwartung, wie es mit der neuen Aufgabe zurechtkommen wird. Kinder mit einem geringen Selbstvertrauen, mit wenig Risikobereitschaft und hoher Empfindlichkeit können umfangreiche Angsterwartungen entwickeln.

Die Angst zu versagen

Die Angst vor schlechten Zensuren und zu strengen Lehrern spielt bei der Schulangst immer noch eine große Rolle. Diese Befürchtungen sind jedoch nicht mehr real: In den untersten Klassenstufen werden heute verbreitet gar keine Zensuren mehr erteilt und das Lernen ist anfangs überwiegend spielerisch und lustbetont organisiert.

Insbesondere Kinder, die wegen Entwicklungsverzögerungen vorschulische Förderprogramme absolviert haben, können auf den Gedanken kommen, irgendetwas Unbestimmtes nicht gut genug zu können, wenn sie in die Schule kommen. Die Leistungsangst, etwas nicht zu wissen, vermischt sich dann mit der sozialen Angst, sich vor anderen Kindern, dem Lehrer, der Lehrerin oder den Eltern zu blamieren.
All diese Gründe für Angst vor der Schule führen zu einem quälenden seelischen Druck, der negative Gedanken und Gefühle bei den Kindern auslöst. Manche Kinder können sagen, was sie befürchten und was ihnen immer wieder durch den Kopf geht, andere können sich in Spielen oder Zeichnungen äußern. Aber nicht alle finden von selbst geeignete Wege, ihre Seelen zu erleichtern. Zwei Gründe sind dafür denkbar: Erstens könnten die Kinder noch keine hinreichenden sprachlichen oder gestalterischen Ausdrucksfähigkeiten entwickelt haben, weil sie zum Beispiel zu jung sind oder kein altersentsprechendes Niveau aufweisen. Zweitens könnten ihnen ausreichende Gelegenheiten fehlen, sich anderen mit ihren Ängsten anzuvertrauen, weil ihre Bezugspersonen zum Beispiel zu wenig Zeit oder zu wenig Interesse für ihre Belange haben. Es ist von unschätzbarem Wert für die seelische Entwicklung Ihres Kindes, dass Sie ihm genügend Zeit und Geduld einräumen. Lassen Sie das Kind erzählen und hören Sie aufmerksam zu! Dieser sehr einfache Tipp ist zugleich einer der wichtigsten überhaupt.

So zeigt sich die Angst

Der erste Schritt ist immer, über Angst zu sprechen.

Viele Kinder weinen einfach nur oder sie weigern und sträuben sich, in die Schule zu gehen. Andere zeigen anschaulich, dass es ihnen morgens so schlecht geht, dass ihre Eltern sie keineswegs in die Schule schicken können. Diese Kinder klagen über vielerlei Beschwerden, wie Kopf- und Bauchschmerzen, Zittern und Schlafstörungen, innere Unruhe und Anspannung, Verspannungen bis hin zu Schmerzen an verschiedenen Körperstellen, Einnässen, Schweißausbrüche, Hitze- oder Kältegefühl, unangenehme Gedanken, die sich nicht vertreiben lassen. Ärztliche Untersuchungen fördern meist keine greifbaren Ursachen zutage. Die Behandlung der Symptome führt auch nicht zu dauerhafter Linderung. Nach einiger Zeit erhalten die Eltern für ihr Kind eine Überweisung zum Neurologen, Kinder- und Jugendlichenpsychotherapeuten oder -psychologen oder es wird ihnen geraten, den schulpsychologischen Dienst oder zum Beispiel eine Erziehungs- und Familienberatungsstelle aufzusuchen.

Wenn Eltern ihr Kind nicht zur Schule schicken können

Eltern, die besorgt beobachten, dass ihr Kind nicht in die Schule gehen möchte oder wegen augenscheinlicher Krankheitsanzeichen gar nicht gehen kann, vermuten meist zuerst gesundheitliche Ursachen dafür. Das ist auch kein Wunder, da die allermeisten Fehltage von Schülern aus Krankheitsgründen entstehen. Bei jüngeren Schülern dürfen Eltern selbst entscheiden, ob sie ihr Kind in die Schule schicken oder zu Hause behalten, wenn es erkrankt ist oder sich nicht wohl fühlt. In der Sekundarstufe II (spätestens ab Erreichen der Volljährigkeit) verlangen Schulen ein ärztliches Attest als Entschuldigung für das Fernbleiben vom Unterricht.

Schlechtes Befinden der Kinder muss nicht durch Krankheiten verursacht werden.

Erst wenn sich Kinder häufiger krank fühlen und der Arzt trotzdem keine Ursachen dafür finden kann, kommen Eltern auf die Idee, dass ihr Kind aus anderen Gründen zu Hause bleiben will, zum Beispiel aus Angst. Über Schulangst hat man eventuell schon Berichte in den Medien gehört oder gelesen. Es lohnt sich, der Frage nachzugehen, vor welchen Umständen in der Schule das Kind Angst entwickelt oder ob die Angst in seinem Inneren entsteht.

Nehmen Sie das Befinden Ihres Kindes auf jeden Fall ernst. Eventuell versucht es Ihnen auf diesem Wege ganz bewusst mitzuteilen: „Ich habe Probleme und ich brauche eure Aufmerksamkeit.“ In so einem Fall bietet sich Ihnen die günstige Gelegenheit, versäumte Gespräche nachzuholen; Hilfen bei der Überwindung von Schwierigkeiten anzubieten und das gegenseitige Vertrauen wieder aufzubauen oder zu vertiefen.

Wahrscheinlich ist Ihrem Kind aber auch nicht bewusst, was Auslöser oder Ursache seiner körperlichen Beschwerden ist. Möglicherweise ist es selbst erstaunt, dass der Arzt keine Krankheit feststellen kann, obwohl es sich schlecht fühlt. Meist sind Kinder und Jugendliche aber auch nicht begeistert davon, zum Psychologen oder zum Kinder- und Jugendlichenpsychiater überwiesen zu werden, da diesen noch immer der Ruf anhaftet, nur für Verrückte zuständig zu sein. Es ist noch längst nicht anerkannt, dass fast jeder Mensch irgendwann in seinem Leben einmal die Hilfe eines solchen Fachmannes nötig hätte. Helfen Sie Ihrem Kind, irrationale Vorurteile diesbezüglich zu überwinden, auch, indem Sie sich mit den eigenen Vorurteilen selbstkritisch auseinandersetzen. Machen Sie Ihrem Kind Mut und versichern Sie ihm, dass Sie es mit seinen Problemen nicht allein lassen werden.

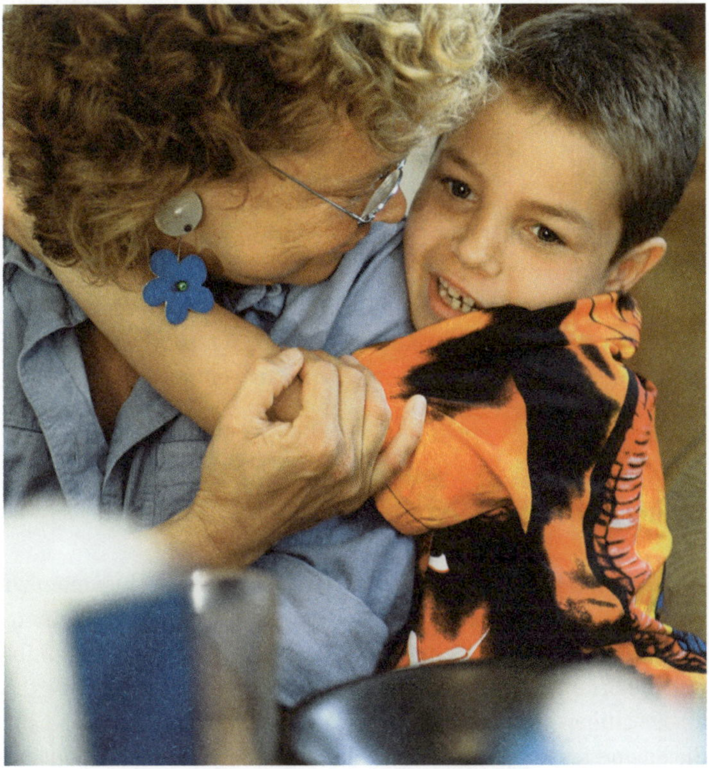

◀ Ihre Liebe gibt Ihrem Kind Selbstbewusstsein.

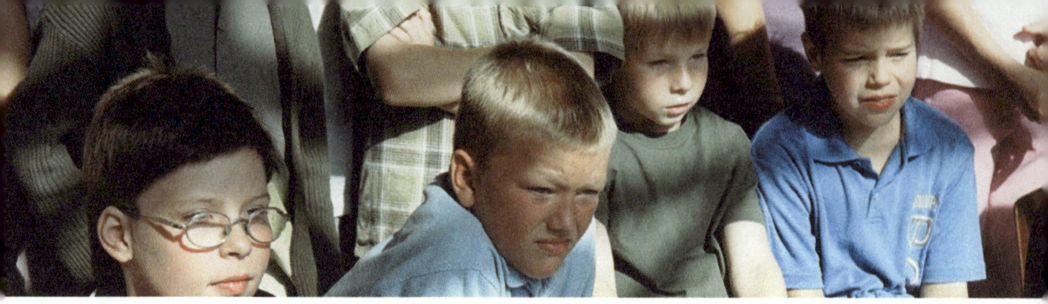

Was hilft gegen die Angst?

Angst – auch vor der Schule – bedeutet Anspannung und Unsicherheit. Wenn Kinder entspannt und selbstsicher sind, können sie nicht gleichzeitig ängstlich sein. Wenn Sie Ihrem Kind helfen möchten, dann müssen Sie sein Selbstbewusstsein stützen, ihm helfen, dieses zu entwickeln. Dann wird es irgendwann von selbst sicherer und gelöster werden. Das ist natürlich leicht gesagt und schwer getan.
Die Welt ist zunächst für alle Kinder gleichermaßen überwältigend groß und unübersichtlich. Spielerisch und Schritt für Schritt lernen sie, sich auf das Neue, Fremde und Unerwartete vorzubereiten. Wenn wir ihnen die innere Sicherheit geben können, auch allein mit immer neuen Anforderungen fertig zu werden, wird die Angst nach und nach verschwinden.

Kleine Schritte gegen die Angst

Kinder müssen lernen, auf ihre eigenen Kräfte und Fähigkeiten zu vertrauen. Dazu brauchen sie Aufgaben, die sie lösen können, zuerst in unserem Beisein und später allein. Und wir müssen ihnen die Erfahrung ermöglichen, dass es Spaß macht, eine Aufgabe zu bewältigen. Das kann nur gelingen, indem sie in ihrem Stolz auf die eigene Leistung bestärkt werden und indem wir ihnen unsere

Zufriedenheit bei der Lösung unserer eigenen Probleme vorleben. Ein Kind lernt von seiner Mutter, wie man einen Sandkuchen „backt“ oder einen Schraubverschluss öffnet: durch Vormachen, Nachahmen und Korrigieren. Es eignet sich dabei Fähigkeiten an, die es einsetzen kann, um später mit einem Baukasten ein Modell nachzubauen. Die Mutter ermutigt es, Gelerntes auszuprobieren, Arbeitsschritte zu verändern, tröstet es bei Misserfolgen, lehrt es, nicht aufzugeben, bis das Ergebnis erreicht ist, und lobt es für das Resultat. Das macht die Mutter so lange, bis das Kind sich selbstständig neue Aufgaben stellt, um sich an ihnen zu erproben. Sie ermutigt es, nach noch schwierigeren Aufgaben Ausschau zu halten. Dieses Kind ist dann irgendwann innerlich darauf vorbereitet, in einem neuen Konstruktionsspiel eine Herausforderung zu sehen und nicht etwas, das es wahrscheinlich nicht bewältigen kann. Sehr wirksam ist das Lernen am Modell. Eltern oder andere Kinder (zum Beispiel Geschwister), die vorleben, wie man sich in Anforderungssituationen überlegt und erfolgreich verhalten kann, regen zur Nachahmung an. Es ist für Kinder hilfreich zu erleben, dass vermeintlich gefährliche Momente von anderen Personen schadlos gemeistert werden und dass ihre Ängste sich dadurch als unbegründet erweisen.

Lernen beginnt bereits mit der Geburt und dauert ein Leben lang an.

Selbstvertrauen muss wachsen

Hat ein Kind Probleme in der Schule, aus welchen Gründen auch immer, sollten Sie prüfen, ob Sie eine außerschulische Gelegenheit schaffen können, um positive Erfahrungen zu sammeln. Vielleicht hat Ihr Kind Interessen, denen es in einer Freizeitgruppe nachge-

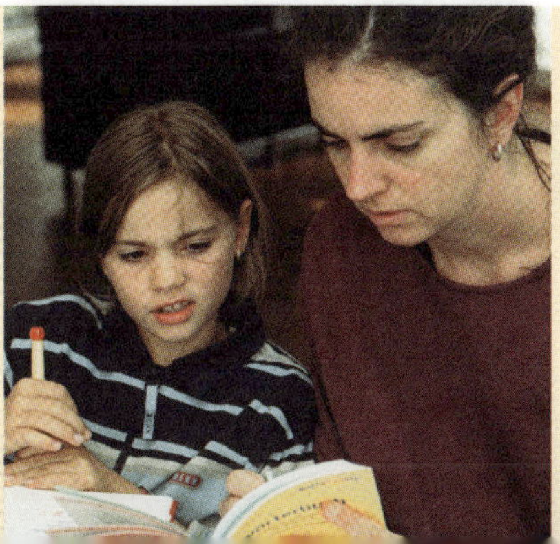

Ein Kind lernt von seinen Eltern, sich in einer neuen Lebenssituation erfolgreich zu verhalten, indem es vorhandene Fähigkeiten anwendet, Hinweise zur besseren Bewältigung bekommt, neue Verhaltensweisen ausprobiert, sich korrigiert und bestätigt wird.

hen könnte? Denkbar wären zum Beispiel eine Sportgruppe oder musikalische Früherziehung. Dort könnte es sich ausprobieren und zum Beispiel erfahren, wie das Eingewöhnen in eine neue soziale Umgebung gelingen kann oder dass es auch Dinge gibt, die es mit Erfolg bewältigt.

Das Wichtigste ist stets, dass das Kind rechtzeitig (das heißt, bevor es ernst wird) lernt, wie es eine Situation oder Aufgabe bewältigt. Leiten Sie es an, geben Sie Verhaltenstipps, beziehen Sie Trainer oder Gruppenleitung mit ein – Erfolg ist wichtig. Er gibt das Selbstvertrauen, mit unbekannten Situationen zurechtkommen zu können. Würdigen Sie jeden Schritt nach vorn angemessen, Ihr Kind sammelt Bestätigung und Mut zu neuen Schritten. Freuen Sie sich gemeinsam mit Ihrem Kind, bringen Sie Ihre Freude auf vielfältige Weise zum Ausdruck. Es stärkt Ihr Kind, wenn es immer wieder erzählen kann, wie es seine neue Leistung vollbracht hat. Hören Sie geduldig zu, lassen Sie Ihr Kind stolz sein auf das, was es geschafft hat. Und es stärkt Ihr Kind, wenn es erleben und hören darf, dass Sie Ihrerseits stolz auf es sind und dass Sie es ihm zutrauen, immer größere Leistungen zu erbringen.

Selbstvertrauen entsteht, wenn Ihr Kind sicher ist, dass es schon vieles kann und dass ihm deshalb neue schulische Anforderungen Freude bereiten werden: Zuhören und Beobachten, Malen und Turnen, Singen und Tanzen, Zählen und Basteln. Selbstvertrauen können Sie fördern, wenn Sie Ihr Kind anleiten, seine Wünsche und Bedürfnisse zu äußern und durchzusetzen.

Selbstvertrauen, Neugier und Freude am Lernen helfen gegen die Schulangst.

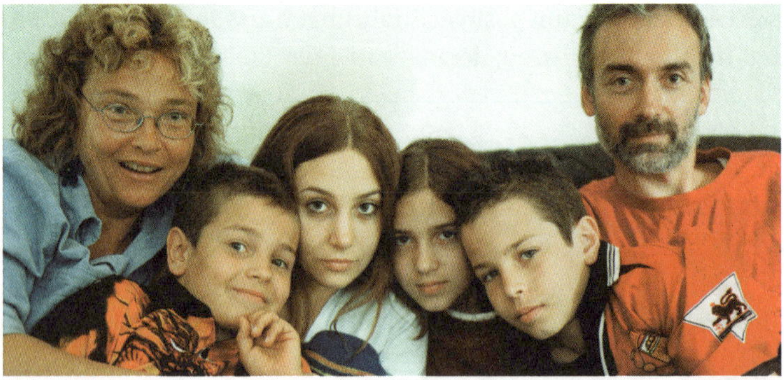

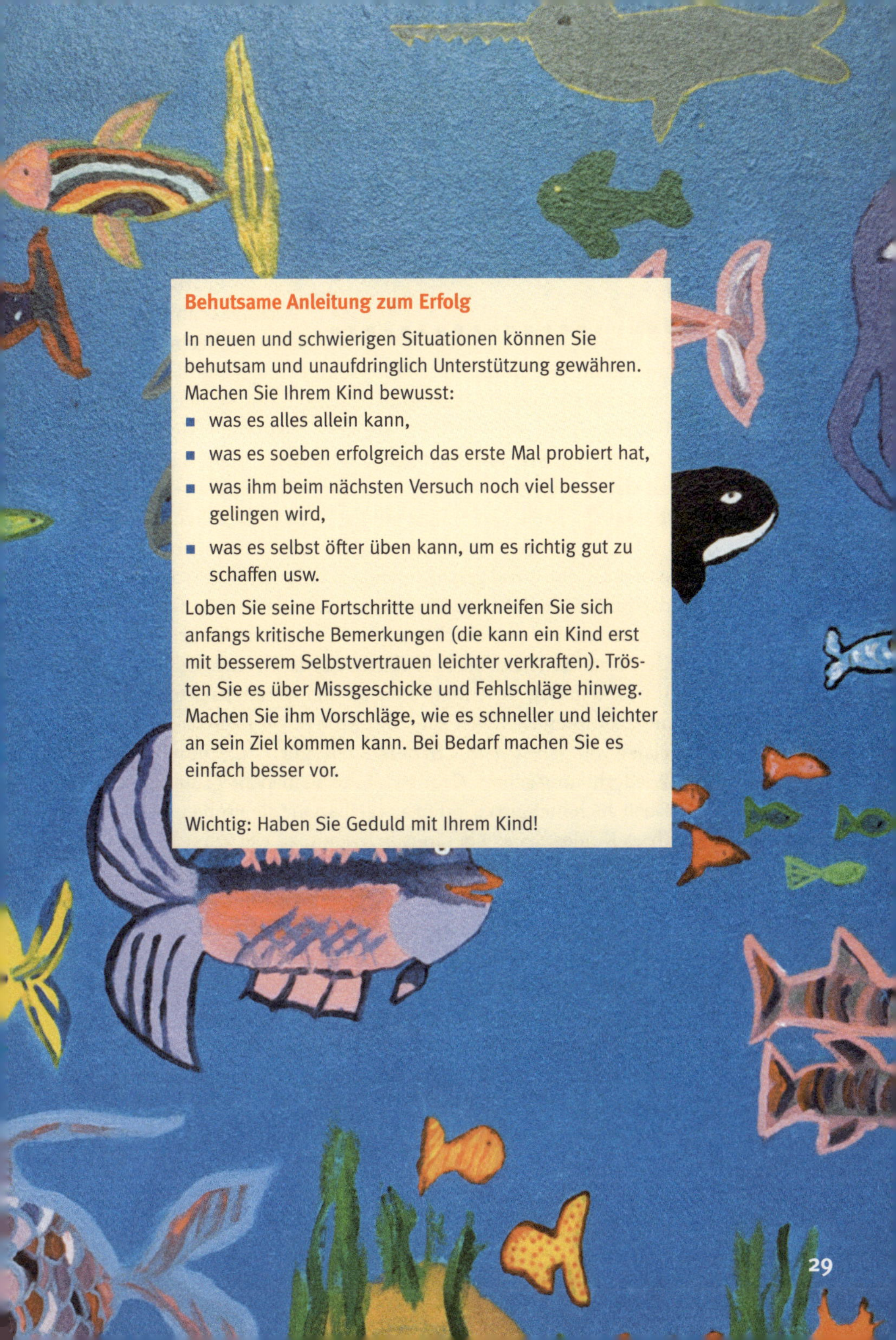

Behutsame Anleitung zum Erfolg

In neuen und schwierigen Situationen können Sie behutsam und unaufdringlich Unterstützung gewähren. Machen Sie Ihrem Kind bewusst:

- was es alles allein kann,
- was es soeben erfolgreich das erste Mal probiert hat,
- was ihm beim nächsten Versuch noch viel besser gelingen wird,
- was es selbst öfter üben kann, um es richtig gut zu schaffen usw.

Loben Sie seine Fortschritte und verkneifen Sie sich anfangs kritische Bemerkungen (die kann ein Kind erst mit besserem Selbstvertrauen leichter verkraften). Trösten Sie es über Missgeschicke und Fehlschläge hinweg. Machen Sie ihm Vorschläge, wie es schneller und leichter an sein Ziel kommen kann. Bei Bedarf machen Sie es einfach besser vor.

Wichtig: Haben Sie Geduld mit Ihrem Kind!

Tipp

Hat Ihr Kind eine Leistungsschwäche? Suchen Sie gegebenenfalls Rat, wer Ihnen bei der Entscheidung über die richtige Schule weiterhelfen kann und welche Schulen ein geeignetes Förderangebot für Ihr Kind bereithalten.

Besonders wirksam ist es, wenn Sie Ihrem Kind Verantwortung übertragen. Ein Kind, das eine Aufgabe erhält, von deren umsichtiger Erfüllung etwas anderes, „Größeres" und Wichtiges abhängt, darf stolz auf seine Leistung und seine Bedeutung für andere sein. Ermöglichen Sie ihm also immer öfter dieses Gefühl durch Erweiterung seiner Verantwortungsbereiche und eröffnen Sie ihm wachsende Möglichkeiten (Zeiten, Tätigkeiten, Freiräume), über sein Handeln selbst zu bestimmen. Kontrollieren Sie seine diesbezüglichen Fähigkeiten sehr diskret, helfen Sie unaufdringlich und loben Sie, wo immer es angebracht ist. Es ist sehr wichtig, das genau zu erspüren. Ein ungeschicktes Lob für das Falsche, im falschen Moment oder im Beisein der falschen Personen kann völlig beschämend wirken und Sie erreichen das Gegenteil. Schätzen Sie bitte ab, auf welche Leistung oder Fähigkeit Ihr Kind gerade besonders stolz ist und worauf es ihm besonders angekommen ist. Meist kann das Kind es gar nicht verbergen und platzt von selbst damit heraus oder „nervt" Sie durch ständige Wiederholung seiner „Großtat". Bitte bleiben Sie geduldig.

Erziehen heißt, an sich selbst arbeiten.

Doch auch hier gilt es, offen zu bleiben für die Probleme und Nöte Ihres Kindes. Ist es überängstlich, kann zu viel Vorsicht dazu beitragen, gegebene Hemmungen noch zu verfestigen. Nur wenn Ihr Kind sich den angstbesetzten Situationen stellt, wenn es erlebt, dass es sie meistern kann – gegebenenfalls zunächst mit Ihrer Unterstützung –, dann wird es die Angst abbauen können. Stete Vermeidung angstbesetzter Situationen führt zu einer Verfestigung. Dieses Verhalten wird man so schnell nicht wieder los. Schützen Sie Ihr Kind ruhig, aber nur, wenn es sein muss. Ansonsten helfen Sie ihm mehr, wenn Sie ihm Herausforderungen ermöglichen.

Es gibt kein Wundermittel, um Angst über Nacht verschwinden zu lassen. Wer darunter leidet, muss sich ganz bewusst dafür entscheiden, dieser Angst aktiv zu begegnen und den Kampf gegen die meist unbegründete Panik aufzunehmen. Am Anfang jeder Veränderung steht also neben dem Eingeständnis, dass die Angst existiert und bewältigt werden muss, der Wille des Kindes oder des Jugendlichen, dieses unangenehme, störende und zerstörende Gefühl zu bewältigen. Entwickeln Sie gemeinsam ein Bild von der Zukunft, schaffen Sie ein Gefühl für ein Ziel, auf das es hinzuarbeiten lohnt. Vielleicht findet Ihr Kind dann den Mut, sich seiner Angst zu stellen.

Wo ein Wille ist, ist auch ein Weg, der Schulangst zu begegnen.

Richtige Förderung wirkt angstvorbeugend

Wenn Sie den Verdacht haben, Ihr Kind könnte in seiner Entwicklung gegenüber Gleichaltrigen zurück sein oder es zeige Lern- und Leistungsstörungen auch nur in einzelnen Bereichen, dann scheuen Sie sich bitte nicht, eine Beratungsstelle in Ihrer Nähe aufzusuchen. Sie werden entweder die beruhigende Gewissheit erhalten, dass Ihre Befürchtungen unbegründet sind und dass sich Ihr Kind altersgerecht entwickelt, oder Sie erhalten Empfehlungen und Hinweise zu Möglichkeiten der frühzeitigen und fachgerechten Förderung. Durch diese Angebote können Sie rechtzeitig und wirksam gegen spätere Schulschwierigkeiten vorbeugen. Die zu erwartenden Misserfolge bleiben gering und dadurch erträglich.

Vor der Einschulung: Neugier schränkt Angst ein

Wenn Ihr Kind sich auf die Schule freuen kann, wird es keine Angst vor ihr haben – im Gegenteil. Sorgen Sie also vor der Einschulung dafür, dass es Ihr Kind kaum noch erwarten kann, ein Schulkind zu werden. Machen Sie ihm anschaulich, wie viel Zeit bis dahin noch

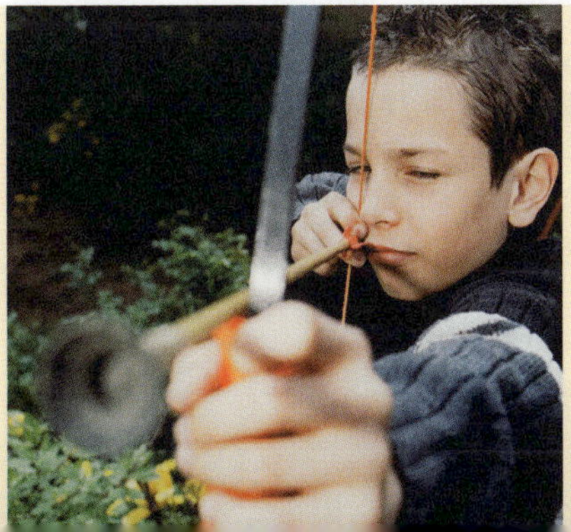

Ermöglichen Sie Ihrem Kind so häufig wie möglich Erfolgserlebnisse. Ihr Kind muss oft erleben, dass etwas „klappt“, was es sich vorgenommen hat.

vergehen wird und wie Sie diese Zeit mit ihm gestalten und ausfüllen werden. Erzählen Sie ihm davon, was es als Schülerin oder Schüler alles Neues erleben und lernen wird. Kaufen Sie vielleicht gemeinsam ein Buch, das Ihr Kind ein Jahr später wird lesen können, oder eine Geburtstagskarte für den Opa, die Ihr Kind im Februar eigenhändig wird schreiben können. Lernen Sie mit ihm ein Schulanfängerlied, das Sie aus Ihrer eigenen Vorschulzeit noch in Erinnerung haben (und wenn nicht, gibt es Liederbücher und Tonträger, die Ihnen rasch aus der Verlegenheit helfen).

Lehrer sind in der Regel sehr bemüht darum, Kinder in ihrer Entwicklung zu fördern.

Im Buch- und Spielzeughandel werden Sie zahlreiche Anregungen finden, mit welchen Mal- und Zeichenübungen, Büchern und Spielen Sie Ihr Kind erfolgreich auf den Anfangsunterricht vorbereiten helfen.

Sorgen Sie für einen guten Draht ...

Trainieren Sie mit Ihrem Kind spielerisch Durchhaltevermögen und Ausdauer, Geduld und Konzentrationsvermögen, körperliche Kondition und Geschicklichkeit. All diese Fähigkeiten benötigt es in der Schule. Beteiligen Sie Ihr Kind angemessen an Ihrem Leben und nehmen Sie selbst stets regen Anteil am Leben und Erleben Ihres Kindes. Sprechen Sie miteinander nicht nur über das, was Sie tun, sondern auch über Ihre Gefühle, Stimmungen und Gedanken. So erhalten Sie frühzeitig Einblick in sich eventuell entwickelnde gegebene Ängste Ihres Kindes und können ihnen entgegenwirken.

Ein allzeit guter „Draht“ zum Kind ist die beste Angstvorbeugung.

Wie Kinder entspannter werden können

Meist helfen bei Anspannung einfache Tricks oder „Hausmittel“. Der schnellste und effektivste Abbau von Spannungen wird durch Bewegen erreicht. Ein unruhiges, zappeliges Kind beruhigt man am besten, wenn es eine Weile herumspringen oder toben darf. Auch im Tagesablauf eines Kindes sollten Entspannungsphasen durch Bewegung eingeplant sein. Ununterbrochenes Sitzen vor Büchern, Fernsehapparat und Computer bedeutet für den Körper Stress, weil er nicht ausgeglichen belastet wird.

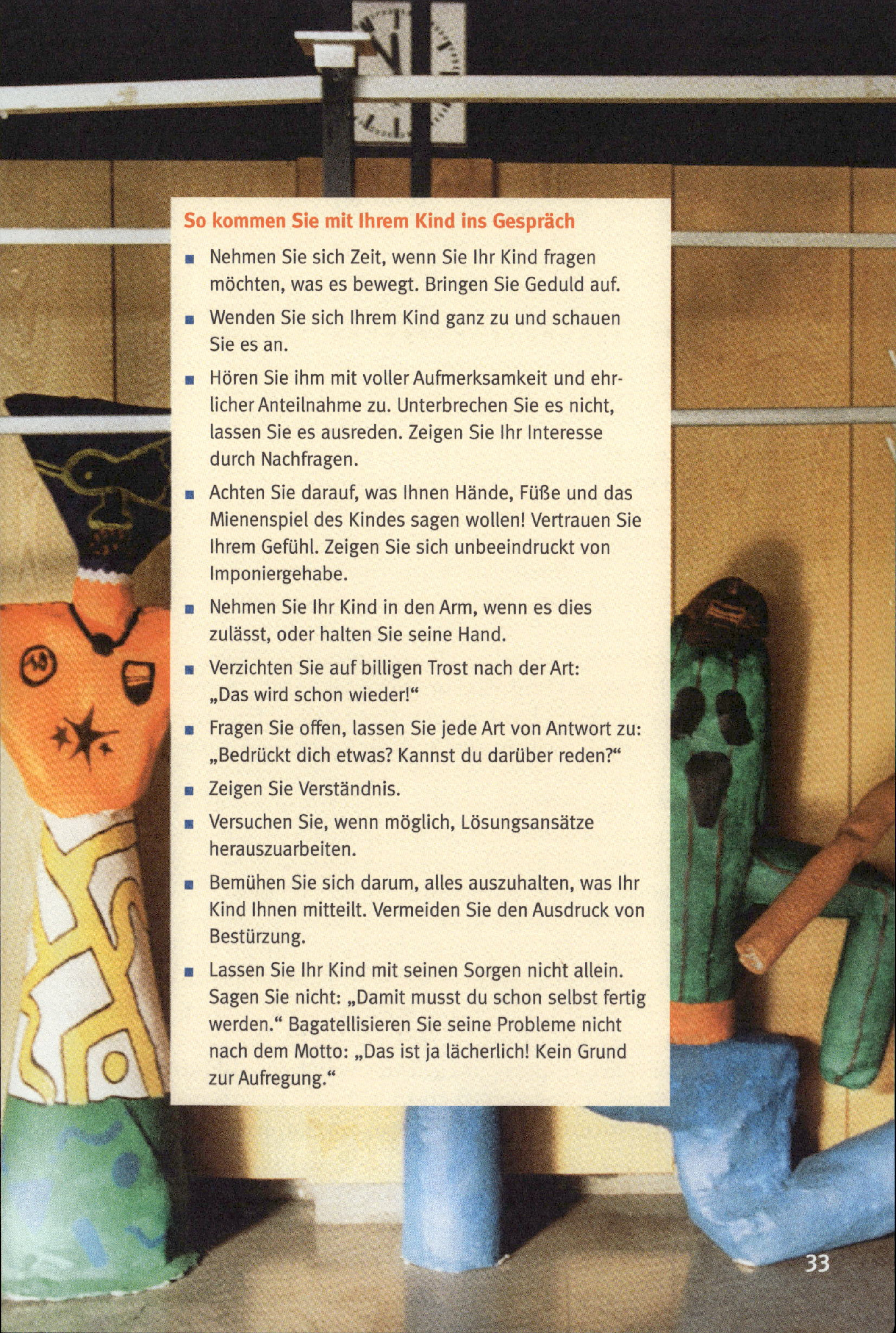

So kommen Sie mit Ihrem Kind ins Gespräch

- Nehmen Sie sich Zeit, wenn Sie Ihr Kind fragen möchten, was es bewegt. Bringen Sie Geduld auf.
- Wenden Sie sich Ihrem Kind ganz zu und schauen Sie es an.
- Hören Sie ihm mit voller Aufmerksamkeit und ehrlicher Anteilnahme zu. Unterbrechen Sie es nicht, lassen Sie es ausreden. Zeigen Sie Ihr Interesse durch Nachfragen.
- Achten Sie darauf, was Ihnen Hände, Füße und das Mienenspiel des Kindes sagen wollen! Vertrauen Sie Ihrem Gefühl. Zeigen Sie sich unbeeindruckt von Imponiergehabe.
- Nehmen Sie Ihr Kind in den Arm, wenn es dies zulässt, oder halten Sie seine Hand.
- Verzichten Sie auf billigen Trost nach der Art: „Das wird schon wieder!"
- Fragen Sie offen, lassen Sie jede Art von Antwort zu: „Bedrückt dich etwas? Kannst du darüber reden?"
- Zeigen Sie Verständnis.
- Versuchen Sie, wenn möglich, Lösungsansätze herauszuarbeiten.
- Bemühen Sie sich darum, alles auszuhalten, was Ihr Kind Ihnen mitteilt. Vermeiden Sie den Ausdruck von Bestürzung.
- Lassen Sie Ihr Kind mit seinen Sorgen nicht allein. Sagen Sie nicht: „Damit musst du schon selbst fertig werden." Bagatellisieren Sie seine Probleme nicht nach dem Motto: „Das ist ja lächerlich! Kein Grund zur Aufregung."

Tipp

Erkundigen Sie sich vor Ort nach Kursen, in denen Kinder und Jugendliche Entspannungstechniken erlernen können. Neben den Volkshochschulen bieten Einrichtungen der Kinder- und Jugendhilfe solche Kurse an.

Anspannung kann sich auch von Eltern auf Kinder übertragen. Wenn Sie zum Beispiel in einer Situation, die Ihr Kind zu ängstigen droht (zum Beispiel Zahnarztbesuch), bemerken, dass Ihr Kind übermäßig angespannt ist, können Sie Folgendes tun: Prüfen Sie, ob Sie selbst Angst vor dem Zahnarzt haben, die sich vielleicht auf Ihr Kind überträgt. Versuchen Sie, diese zu unterdrücken und sich nichts anmerken zu lassen. Scherzen Sie und bringen Sie Ihr Kind zum Lachen, das lockert am allerbesten. Lenken Sie seine Gedanken auf angenehme Dinge. Spielen Sie etwas mit ihm. Halten Sie sich so lange wie möglich an frischer Luft auf. Lassen Sie es sich austoben (zum Beispiel auf einem Spielplatz). Ältere Kinder können etwas Interessantes oder Lustiges lesen, Musik hören (zum Beispiel mittels Walkman) oder sich mit Ihnen unterhalten. Wählen Sie ablenkende Themen. Atmen Sie ruhig und gleichmäßig. Sprechen Sie langsam in einer beruhigenden abgesenkten Stimmlage. Wenn Sie selbst ruhig wirken, wird auch Ihr Kind ruhiger werden.

Ausgeschlafen und entspannt wird Angst als weniger stark empfunden.

Wenn das Erleben einer übersteigerten Angst vor der Schule mit einer unwillkürlich auftretenden inneren Verspannung einhergeht, hilft eine absichtliche oder unabsichtliche Entspannung, die gefühlte Angst zu verringern oder ganz abzubauen.
Ermutigen Sie Ihr Kind, in angstfreien Situationen über seine Ängste zu sprechen. Lassen Sie es im Spiel seine Spannungen abreagieren, indem es in verschiedene Rollen schlüpfen kann, in denen es Angst ausleben und schließlich besiegen darf. Eine Handpuppe kann im Gespräch mit kleineren Kindern stellvertretend für das Kind schwierige und gefährliche Situationen durchleben, kann Angst überwinden und Erleichterung als Lösen von Anspannung erlebbar machen. Ein „Sorgenpüppchen“ (oder ein anderer symbo-

lischer Gegenstand) kann vor dem Zu-Bett-Gehen die Ängste und Sorgen erzählt bekommen, damit es sie aufnehme und das Kind dadurch von diesen entlastet ist und erleichtert schlafen kann.

Es ist wichtig, die Angstgefühle nicht in sich zu behalten, sondern sie irgendwie herauszulassen und damit loszuwerden, das verringert die Anspannung.

Eine hilfreiche (für manche Eltern jedoch schwer erträgliche) Verhaltensweise zum Abreagieren von Anspannung kann das Weinen sein. Beschämen Sie deswegen Ihr Kind nicht – eine Bitte, die sich vor allem an die Väter richtet –, wenn Ihr Kind sich auf diese Weise selbst wirksam entlasten kann, sondern trösten Sie es. Nehmen Sie es in den Arm, streicheln Sie Ihr Kind und sprechen Sie beruhigend zu ihm. Nach dem Weinen erscheint das Problem oft auf wundersame Weise geschrumpft, weil Ihr Kind nun entspannter und mit einem inneren Abstand über Lösungen und Auswege nachdenken und sprechen kann. Die innere Distanz lässt sich auch durch Schlafen vergrößern. Wenn Sie es schaffen, Ihr Kind so weit zu lockern und abzulenken (oder sich ausweinen zu lassen), dass es zunächst schlafen kann, ist schon viel gewonnen.

Ältere Kinder können angeregt werden, sich ihre Angst von der Seele zu schreiben oder Bilder darüber zu malen. Die Angst wird dadurch teilweise zu einem „Gegenstand“, den man weglegen (wegschließen, vergraben, verbrennen ...) und zu dem man so einen größeren Abstand gewinnen kann.

Andere Methoden, sich zu entspannen, können Sie Ihren Kindern vorleben: Musik hören oder selbst Musik machen, Sport treiben, sich körperlich ausarbeiten (zum Beispiel Holzhacken, Gartenarbeit, auch manche Hausarbeiten ...), sich ablenken (zum Beispiel durch Spiele, Kreuzworträtsel, Lesen).

Gegen eine handfeste Schulangst werden Entspannungsübungen nicht viel ausrichten, dennoch sind sie ein Mittel, die Situation zu entlasten.

Bestimmte Techniken, die Entspannung bewirken, lassen sich in Kursen erlernen: zum Beispiel autogenes Training und progressive Muskelentspannung. Entspannendes Atmen, Meditation, Tai Chi, Qigong oder Yoga können ebenfalls geübt und zur Selbstentlastung angewandt werden. Entspannungstechniken kann man in vielen Situationen bewusst zur Vorbeugung und Linderung von Angst einsetzen. Kinder und Jugendliche, die solche Techniken erlernen konnten, nutzen sie auch erfolgreich vor Prüfungen und ähnlichen Bewährungsproben. Schließlich können angstbedingte Anspannungen gemildert oder vermieden werden, indem ängstigende Situationen absichtlich mit angenehmen Begleitumständen verbunden werden. Deshalb werden Sie Ihr Kind anfangs beim Zahnarztbesuch begleiten, obwohl Sie ihm unangenehme Gefühle bei der Behandlung nicht ersparen können. Später werden Sie Ihrem Kind nur noch ein Kuscheltier mit ins Behandlungszimmer geben und mit einer kleinen Überraschung für die gezeigte Tapferkeit draußen warten. Und letztlich wird Ihr Kind allein zum Arzt gehen und lernen, sich selbst für mutig überwundene Ängste zu belohnen, wie Sie es vielleicht auch im Geheimen für sich tun. Diese Schritte zu Angstüberwindung lassen sich mit etwas Fantasie auf viele Situationen übertragen.

Ihre Anwesenheit wird Ihr Kind beruhigen und ablenken und so die übersteigerte Angst verringern.

Erfolg kann organisiert werden

Wenn Schulangst aus der Befürchtung geboren wird, Schule nicht bewältigen zu können, hilft dagegen der Aufbau eines stabilen und gesunden Selbstvertrauens durch erfolgreiche Erfüllung von schulischen Anforderungen.
Alles, was ein Kind bereits kann (und das ist bei jedem Kind eine ganze Menge!), kann zur Belobigung, zum Ansporn, zur Bestätigung und zur Würdigung seiner Leistungen herangezogen und nutzbar gemacht werden. Besonders solche Leistungen, die ein Kind durch bewusste Anstrengung und Mühe erbracht hat, machen es stolz und zufrieden, erst recht, wenn es dafür anerkannt wird. Es liegt im pädagogischen Geschick von Eltern, Lehrern und Erziehern, ein jedes Kind zu Willensanstrengung und Fleiß zu motivieren, seine Leistungen zu belohnen und es zu höheren Leistungen zu ermutigen, ohne es zu überfordern. Nur ein Kind, dem überwiegend das Erleben von Erfolg ermöglicht wird, wird das erforderliche Vertrauen in seine eigene Leistungsfähigkeit entwickeln, das der Versagensangst vorbeugt. Anfangs wird es sich vollkommen an unserer Reaktion orientieren. Wir zeigen ihm, ob wir

begeistert oder enttäuscht von seiner Leistung sind und das Kind wird es uns gleichtun, weil es noch kein entwickeltes kritisches Urteilsvermögen besitzt. Zeigen Sie deshalb frühzeitig Freude über alle nützlichen Anstrengungen Ihres Kindes und würdigen Sie seine „Werke“ und Fähigkeiten gebührend.

Wann ein Schüler etwas „gut“ gemacht hat, erfährt er vom Lehrer und von den Eltern. Nutzen Sie also mit vereinten Kräften die Chance, Ihr Kind erfahren zu lassen, dass es „gut“ in der Schule ist, lobenswerte Fortschritte macht und dass es erreichen kann, was es sich vornimmt.

Es liegt an uns Erwachsenen, einem Kind zu vermitteln, was es gut kann und welche Fortschritte es im Lernen macht.

Wissenschaftliche Untersuchungen bestätigen, dass sich in den ersten Grundschuljahren festlegt, was ein Schüler von sich selbst hält: ein „Erfolgreicher“ oder ein „Versager“ zu sein. Dieses so genannte Selbstbild bleibt über die gesamte Schulzeit ziemlich unverändert. Sie können durch Ihr Verhalten also viel dazu beitragen, dass Ihr Kind Vertrauen in seine eigenen Kräfte und Fähigkeiten setzt und dadurch tatsächlich freudiger und erfolgreicher lernt.

Eigene Kinder sind immer ganz anders

Es ist möglich oder viel eher äußerst wahrscheinlich, dass Sie die speziellen, einzigartigen Probleme Ihres Kindes in diesem Ratgeber nur ganz entfernt oder gar nicht widergespiegelt finden, denn jedes Kind, jeder Jugendliche ist anders. Jeder hat seine eigenen Erfahrungen in seinem Leben machen müssen oder dürfen und hat mit seinen ureigenen Anlagen, seinen Fähigkeiten und seinen per-

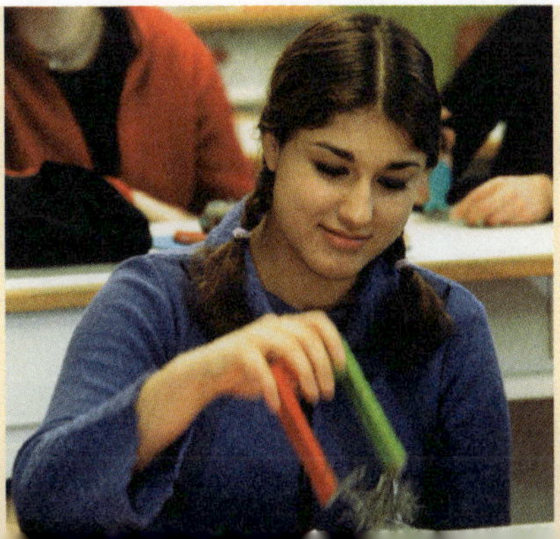

Ein Kind, das uns zuliebe freudig und unermüdlich dazulernt, wird sich besser entwickeln als eines, das wegen der Gleichgültigkeit seiner Bezugpersonen keinen Grund hat, sich um Verbesserung, Anstrengung oder Veränderung zu bemühen.

Die Einmaligkeit Ihres Kindes zeigt sich auch in seiner besonderen Reaktion auf Ihre erzieherischen Bemühungen.

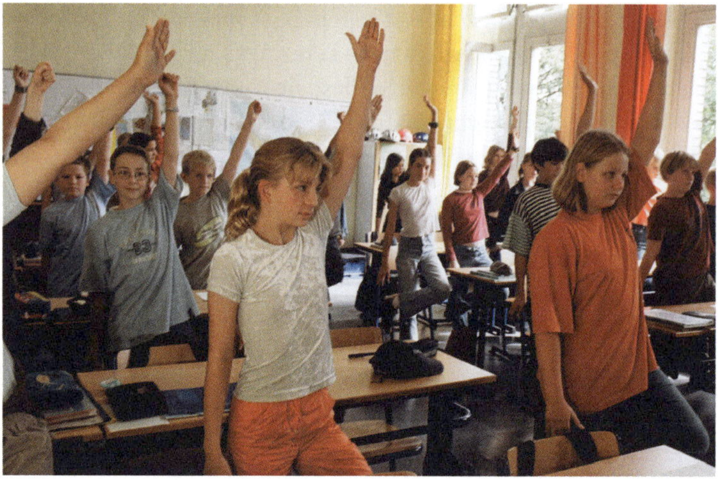

sönlichen Bedürfnissen darauf reagiert. Jeder Mensch ist von einer ganz einmaligen Umwelt umgeben, die sein Wirken mit einem jeweils besonderen Verhalten beantwortet und es dadurch beeinflusst.

Sie selbst bemühen sich, einen positiven Einfluss auf die Entwicklung und das Verhalten Ihres Kindes zu nehmen, auch und gerade, wenn es aus irgendwelchen Gründen nicht in die Schule gehen will. Dieser Ratgeber kann Ihnen wenigstens dabei behilflich sein, sich einige nützliche Fragen zu stellen und das eigene Handeln als Mutter oder Vater zu überdenken. Er lässt sich jedoch nicht als „Rezeptbuch“ verwenden. Es gibt nicht das richtige oder das falsche Verhalten auf ein bestimmtes Problem Ihres Kindes, weil jedes Kind anders „tickt“ oder „funktioniert“ oder „spielt“ (eigentlich gibt es kein treffendes Wort dafür). Nur bei Wasser können Sie ziemlich sicher sein, dass es bei etwa 100°C kocht. Eine Erziehungsmaßnahme, die Sie selbst zu einem erwünschten Verhalten veranlasst hat, muss nicht auch zwangsläufig bei Ihrem Kind wirken.

Aber das eben Gesagte soll Sie keineswegs mutlos machen. Auch Ihr Kind reagiert nicht völlig zufällig und unvorhersehbar. Die besten und kompetentesten Experten für Ihr Kind sind Sie selbst, die Eltern. Das muss Sie nicht überraschen. Die meisten von Ihnen haben Ihre Kinder schon eine lange Zeit (oft vom ersten Lebenstag an und sogar bereits davor) in ihrer Entwicklung begleitet. Sie haben sie in unzähligen Augenblicken beobachtet und festgestellt, worauf Ihre Kinder günstig reagieren, was sie sich von Ihnen wünschen, was sie brauchen und wovor sie beschützt werden wollen. Sie selbst wissen am besten, wie viele Worte, welche Zärtlichkeiten, wie viel Zuwendung und Hilfe Ihr Kind benötigt und auch, wann Sie aufhören müssen mit dem Reden, wann Sie es in Ruhe lassen sollten oder woran Sie merken, dass es Sie verstanden hat.

Dieses Vermögen – im doppelten Sinne – sollten Sie sich von niemandem streitig machen lassen! Trotzdem ist es menschlich und verständlich, manchmal an die Grenzen seiner Kräfte zu gelangen. Für solche Momente ist ein Ratgeber gedacht. Er wird Ihnen zwar nicht genau die Situation Ihres Kindes ausmalen oder den Ausgang der Krise vorhersagen können. Aber er kann Ihnen vielleicht eine neue Idee, eine neue Sichtweise, einen kleinen Tipp oder Vorschlag anbieten. In einer scheinbar verfahrenen Situation mögen Sie eventuell etwas ausprobieren, worauf Sie allein nicht gekommen sind. Wenn Sie ratlos sind, finden Sie vielleicht doch die Kraft, über Ihren Schatten zu springen, um etwas zu tun, das Sie bisher von sich gewiesen hätten. Dazu möchte ich Sie unbedingt ermutigen.

Es geht Ihnen auch gar nicht darum, ob Ihr Kind Ihnen eines Tages dafür dankbar ist. Es geht darum, dass Sie als Eltern nichts – aber auch gar nichts – unversucht lassen wollen, Ihrem Kind zu helfen. Auch wenn es Ihnen schwer fällt, das zu tun, was getan werden muss. Wenn Sie sich nicht sicher sind, was das gerade ist: das Notwendige, was Sie tun müssen, dann lassen Sie sich bitte beraten. Die Entscheidung, was Sie letztlich tun, treffen Sie ganz allein.

Helfen Sie Ihrem Kind, indem Sie sich selbst helfen lassen.

Es braucht Sie also nicht weiter zu beunruhigen, wenn Ihr Kind in dieser Broschüre scheinbar „nicht vorkommt“, wenn Sie in Kim, Jonas oder anderen Fallbeispielen Ihr Kind nicht wieder erkennen. Es sind aber dieselben Fragen, die uns helfen, mit den Kindern und Jugendlichen in Kontakt zu bleiben, die zeitweilig ein so ungewöhnliches Verhalten zeigen und die Schule nicht besuchen.

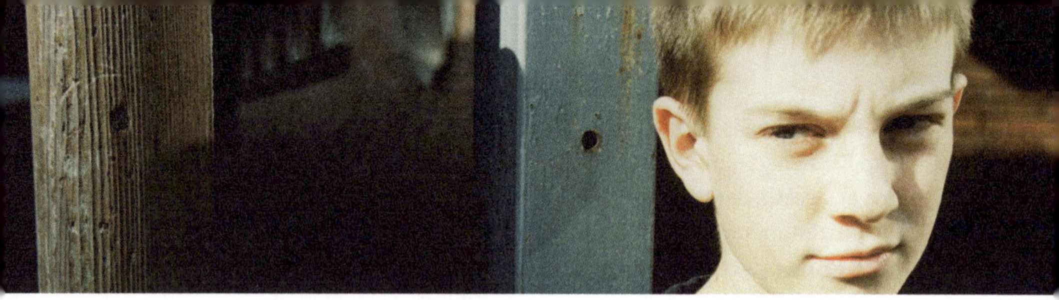

Familien mit ängstlichen Kindern

Wie eine Familie das Zusammenleben vor und während der Schulzeit gestaltet, spielt sowohl für das Entstehen als auch für das Überwinden von Ängsten eine wesentliche Rolle. Manche Kinder sind einfach „von Natur aus“ ängstlicher als andere. Jedoch können Sie Ihrem Kind seine Situation erleichtern, indem Sie sich um die Gestaltung einer hilfreichen familiären Umgebung bemühen. Seien Sie mutig, verändern Sie hin und wieder etwas in Ihrem Alltag und schauen Sie, ob sich daraufhin etwas im Verhalten Ihres Kindes ändert. Lassen Sie sich anregen, sich selbst und Ihre Familie genauer zu beobachten, Ihren Blickwinkel auf das Alltägliche zu verändern, Neues auszuprobieren und über die Einmaligkeit und Besonderheit Ihrer Familie nachzudenken.

Eltern und Geschwister erzählen

Bei Familienfeiern und Festen werden oft Geschichten erzählt. Kinder mögen besonders gern solche „von früher“. Wie war es, als die Eltern oder Großeltern selbst noch Kinder waren? Was haben sich die älteren Geschwister so alles „geleistet“, als sie noch klein waren? Natürlich wird dabei auch von der Schulzeit berichtet, die jeder Erzähler mit ganz eigenen Augen sieht und je nach persönlicher Erinnerung dabei rosa oder düster einfärbt. Es kommt immer gut an, von eigenen „Heldentaten“ zu sprechen, von Streichen gegen Lehrer, die besonders herzlos, grausam, ungerecht oder einfach nur langweilig waren. Um dabei selbst in einem besseren Licht zu erscheinen, werden die alten Lehrer nicht selten noch ein bisschen schlechter gemacht, als sie in Wahrheit waren, um zu rechtfertigen, dass sie solche Behandlung auch verdient hatten. In den Köpfen der kleinen Kinder setzen sich solche Bilder dann als Erwartungen an die Schule fest, sie bekommen ein „Eigenleben". Manchmal führen sie zu Befürchtungen, es in der eigenen Schulzeit mit ähnlich „mächtigen Unmenschen" wie aus den „Märchen" der Erwachsenen zu tun zu bekommen. Und die Erwartung von Ohnmacht kann durchaus Angst machen, nicht wahr?

Kinder spüren, was Eltern denken und fühlen.

Es genügt bei sensiblen Kindern oft schon, wenn sie den Widerwillen ihrer Eltern gegen die Schule spüren. Sie registrieren sehr genau, was Mutter oder Vater von der Schule halten, wie sie ihre früheren Lehrer titulieren und welche Einstellung zum Lernen, zum Wissen und zur Bildung sie haben. Auf diesem Wege vererben Sie schließlich unwillentlich die eigenen früheren Ängste vor Schule, Zensuren und Prüfungen an Ihre Kinder.
Fachleute sprechen bei der Weitergabe von Erfahrungen und Einstellungen tatsächlich von sozialer Vererbung. Dies gilt umso mehr, wenn Kinder zum Beispiel bei älteren Geschwistern den täglichen Kampf gegen die Schulangst oder dauerndes Schuleschwänzen miterleben. Das bleibt nicht ohne Auswirkung auf das eigene Erleben und Eltern sind gut beraten, einen Ausgleich dazu herzustellen.
Jeder kann aus seiner Schulzeit auch Schönes, Aufregendes, Witziges und Amüsantes erzählen und unvergessliche Stunden mit den eigenen guten Lehrern haben schließlich dazu beigetragen, dass aus uns das geworden ist, was wir heute sind. Diese Erfahrungen sollten wir unseren Kindern nicht unterschlagen und ihnen von den positiven Erlebnissen unserer eigenen Schulzeit erzählen.
Es gibt auch in der Kinder- und Jugendliteratur zahlreiche Bücher rund um den Schulalltag. Ihr Buchhändler oder die Bibliothekarin der Stadtbücherei berät Sie sicher gern!

Geschichten, die Mut machen

„Warte nur, wenn du erst in die Schule kommst ...“ Sollte dieser verheißungsvolle Satz schon über Ihre Lippen gekommen sein, sorgen Sie bitte dafür, dass er nicht zur Gewohnheit wird. Leider werden damit meistens keine angenehmen Ereignisse prophezeit. Es ist aber unbedingt nötig, dass Kinder Gutes von und in der Schule erwarten, um ihr jeden Tag aufs Neue neugierig und ohne Angst entgegensehen zu können. Die wesentlichen Dinge, die einstmals Anlass zur Besorgnis waren, sind längst abgeschafft. Es gibt in der Schule keine Schläge mehr, der Lehrer thront nicht mehr erhöht hinter einem Katheder, entmutigende Zensuren sind zumindest in den ersten Jahren durch ausführliche verbale Beurteilungen ersetzt. Sie als Eltern haben gesetzlich garantierte Mitsprache- und Mitbestimmungsrechte daran, in welcher Weise Ihre Kinder in der Schule bewertet werden. Bitte nutzen Sie diese, um zu mehr Ermutigung beizutragen: in Beurteilungen, Zeugnissen und Schulgutachten. Kahle Klassenzimmer und nüchterne Bankreihen gibt es kaum noch. Farbenfrohe Bücher und Arbeitsmaterialien, spielerisches Lernen, Computer-, Gruppen- und Freiarbeit bereichern heute den Unterricht. Wenn Kinder damit bekannt gemacht werden, ist Angst eher nicht zu erwarten.

Wird der Drang, sich allein auszuprobieren, zu lange gebremst, fügen sich Kinder irgendwann in ihr Schicksal.

Die meisten Lehrer, insbesondere Grundschullehrerinnen und -lehrer, sind dank moderner Ausbildung heute besser auf Schülerinnen und Schüler mit all ihren möglichen großen und kleinen Problemen vorbereitet.

Thema Einschulung: der richtige Zeitpunkt

Eltern sind oft bestrebt, gerade ihre jüngsten Kinder so lange wie möglich in der Familie zu beschützen, sie mit weniger Aufgaben zu beladen als die älteren und sie von den „Schattenseiten“ des Lebens möglichst fern zu halten. Das zieht manchmal nach sich, dass besonders „Nesthäkchen“ weniger Erfahrungen sammeln können und deshalb langsamer selbstständig werden.

Sie hören dann von den Eltern, dass sie noch ein Weilchen daheim bleiben sollten, sie wären noch nicht so weit für die Schule, der Ernst des Lebens komme noch früh genug, sie dürften ruhig noch ein Jahr spielen, ehe sie zur Schule müssten usw. Prüfen Sie sich selbst:

Tipp

In der Reihe Cornelsen Eltern-Sprechstunde ist ein Band zum Thema „Einschulung“ erschienen, der viele nützliche Tipps und Hinweise enthält:
Gerda Pighin: Ein toller Schulstart. Erfolg und Spaß vom ersten Schultag an.

- Was tun Sie alles für Ihr Kind, das es eigentlich schon selbst tun könnte?
- Was tun Sie alles für Ihre Familie, was nicht auch Ihre Kinder für die Familie tun könnten?

Fast alle Kinder können unbesorgt eingeschult werden, wenn sie schulpflichtig werden. Die meisten Eltern sind ohnehin davon überzeugt, dass ihre Kinder so weit wie die meisten ihrer Altersgefährten entwickelt sind. Dann sollten sie auch gemeinsam eingeschult werden. Nur wenn Entwicklungsabweichungen feststehen, vielleicht auch in Rücksprache mit den pädagogischen Fachkräften im Kindergarten festgestellt wurden, sind Ausnahmen sinnvoll. Dann ist zu prüfen, ob ein anderer, günstigerer Förderort als die Schule gefunden werden kann, wo individuelle Besonderheiten, eventuell vorhandene Entwicklungsrückstände und Förderbedarf besser berücksichtigt werden können als in einer Grund- oder Förderschul-Klasse.
Nutzen Sie, liebe Eltern, Ihr Mitspracherecht bei dieser Entscheidung und lassen Sie sich im Zweifelsfalle von verschiedenen Seiten beraten. Personen, die an der Betreuung, Erziehung, Bildung und Untersuchung Ihres Kindes bisher mitgewirkt haben, können Ihnen dabei eine Hilfe sein.

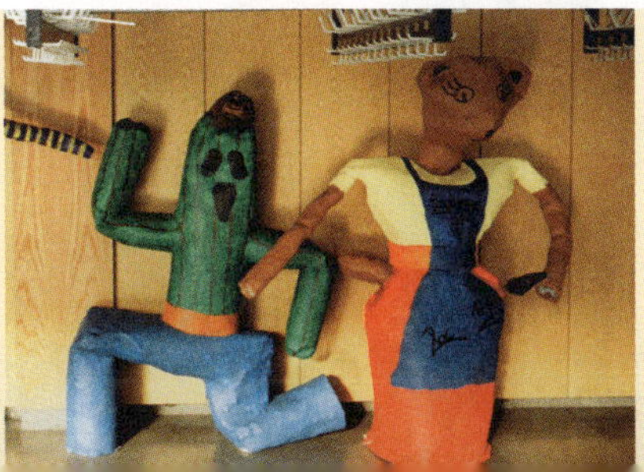

Schule – so, wie sie heute ist – macht viel mehr Spaß als Angst und das sollten Sie Ihren Kindern überzeugend vermitteln.

Lernen ist die „Arbeit“ Ihres Kindes

Während der gesamten Schulzeit ist für Ihr Kind Ihre persönliche Anerkennung seiner Lernbemühungen wichtig. So, wie Sie sich selbst wünschen, dass Ihre Leistung gewürdigt wird (ob im Beruf, im Haushalt, für die Familie, die Gemeinde oder den Verein), so braucht auch Ihr Kind Lob und Wertschätzung. Jüngere Schulkinder ganz besonders! Sie wollen jeden Tag erleben, dass Sie sich über seine Anstrengungen freuen, sonst lässt der anfängliche Eifer bald nach. Kritisieren Sie, wenn es denn unbedingt sein muss, erst nach dem ausgiebigen Lob für alles, was gut gelungen ist, was sich schon verbessert hat oder was Ihnen gut gefällt.
Bitte überlegen Sie einmal, was Sie von Ihrem Kind in der Schule erwarten – und was Sie davon für selbstverständlich halten. Sind Sie wirklich ganz sicher, dass Ihr Kind all diese Erwartungen auch erfüllen kann? Nicht selten stellt sich heraus, dass Kinder, die Angst vor schulischem Versagen haben, nicht leisten können, was sich ihre Eltern von ihnen versprechen. Da sind das Versagen, die unvermeidliche Enttäuschung der Eltern und die Angst, dem nicht entrinnen zu können, gewissermaßen vorprogrammiert.

Jedes Kind ▶ wünscht und verdient die Anerkennung seiner Eltern für seine schulschen Anstrengungen.

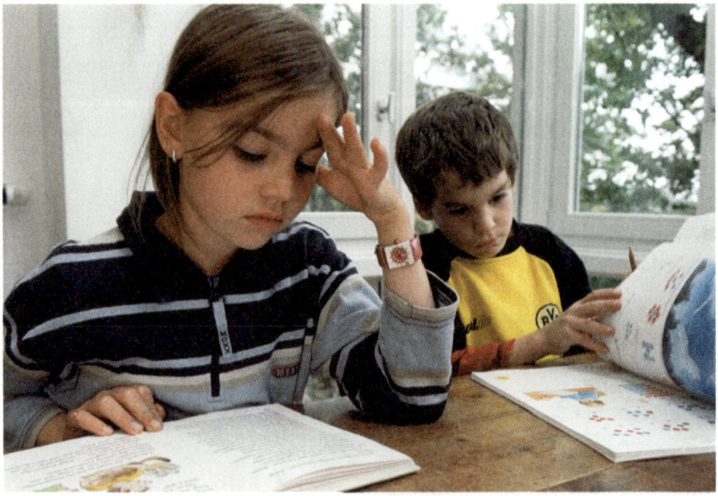

Wenn Sie Zweifel haben, zu welchen Leistungen Ihr Kind tatsächlich befähigt ist, lassen Sie es am besten von Fachleuten prüfen. Sprechen Sie zunächst mit Erzieherinnen oder Lehrern über Ihre Überlegungen und Fragen. Sie kennen Ihr Kind ebenfalls gut, zudem von einer ganz anderen Seite. Vereinbaren Sie gegebenenfalls ein gemeinsames Vorgehen, um dem Kind in allen wichtigen Bereichen seines Lebens gleichermaßen Sicherheit zu geben. Wenn Ihre Zweifel oder gar Bedenken nach einem solchen Gespräch noch nicht ausgeräumt sind, dann können Sie Beratung durch Fachleute in Anspruch nehmen. Erkundigen Sie sich bei Lehrern und Eltern anderer Kinder nach einem guten Schulpsychologen oder Kinder- und Jugendlichenpsychologen oder -psychiater. Dort wird man sich Ihr Kind anschauen und Ihnen möglicherweise raten, es einem Leistungs- oder Intelligenztest zu unterziehen. Von Fachleuten durchgeführt, kann ein solcher Test Sicherheit bezüglich der Fähigkeiten und Schwächen eines Kindes geben. Zumindest kann festgestellt werden, ob die Schulangst auf Überforderung beruht. Wenn Ihre Vermutungen bezüglich der Angstauslöser nicht in diese Richtung weisen, dann können Sie auf einen Test verzichten, denn er ist für Ihr Kind durchaus mit zusätzlichem Stress verbunden.

Begabung ist sehr vielfältig, mehr als die „klassische“, analytische Intelligenz!

„Ich will und werde in die Schule gehen!“ Dieses Ziel muss klar formuliert sein. Wann es erreicht sein wird, ist erst mal unwichtig. Am besten arbeiten Sie sich in kleinen Schritten an dieses Ziel heran. Bei der grundsätzlichen Entscheidung, gegen die Schulangst anzugehen, geht es nicht darum, gute Noten zu schreiben. Wichtig ist lediglich der Wille, wieder angstfrei zu lernen. Verschwindet die Angst, stellen sich die guten Leistungen früher oder später von selbst ein.

Tipp

Vielleicht machen Sie oder Ihr Kind sich unnötige Sorgen über seine Leistungsfähigkeit. Ein Intelligenztest kann entlastend wirken. Sollte sich aber ein besonderer Förderbedarf zeigen, dann können Sie passende Maßnahmen ergreifen. Prüfen Sie unbedingt sehr genau, mit welcher Fragestellung Sie an diesen Test herangehen.

Positive Gedanken einüben

Positive Gedanken führen zu positiven Gefühlen, negative Gedanken verstärken den Trend zum Unglücklichsein. Im Sport kann man beobachten, wie sich Fußballspieler, Tennisprofis oder Formel-1-Fahrer selbst anspornen und sogar aus denkbar ungünstigen Positionen Erfolge erzielen. Seltsame Rituale finden da statt: Der eine ballt die Faust, die andere küsst ihren Ehering. Was das soll? Das Gehirn hat zwei Hälften, denen man grob zwei Bereiche zuordnen kann. Die linke Hemisphäre ist vorwiegend für Vernunft und Sprache zuständig, die rechte für das Gefühl. Autosuggestion heißt nun, dass man leise positive Gedanken murmelt und sich damit selbst in eine positive Stimmung versetzt. Die verbale, rationale linke Gehirnhälfte wirkt über die Worte auf die emotionale rechte Gehirnhälfte ein und beeinflusst so unsere Gefühle.

Die Selbstmotivation über gebetsmühlenartig ausgesprochene Sätze oder wiederholt ausgeübte Bewegungen hilft, sich einer unangenehmen, angstbesetzten Situation zu stellen und sie kämpferisch und aktiv anzupacken. Solche Sätze sollten, um das ängstliche und negative Denken wirksam zu stoppen, stets positiv formuliert werden. Statt sich zu sagen: „Ich habe keine Angst", ist es viel wirksamer, die positive Variante zu wählen: „Ich gehe gern in die Schule. Dort treffe ich meine Freunde." Üben Sie mit Ihrem Kind regelmäßig diese Form der Selbstbestärkung. Leben Sie solche Mutmachersätze ruhig auch vor, bauen Sie sie in den Alltag ein. Signalisieren Sie, dass Sie sich auf den Tag freuen: „Mal schauen, was heute Tolles passiert." Was es auch ist, Sie werden damit fertig werden – diese Zuversicht überträgt sich auf Ihr Kind.

Irgendetwas Positives wird Ihr Kind vielleicht trotz seiner Angst in der Schule erwarten: Freunde, eine nette Lehrerin, eine Stunde in einem Fach, die ihm Spaß macht. Arbeiten Sie persönliche Mutmachsätze heraus und ermutigen Sie Ihr Kind, sich diese vorzusprechen. Dann kann Ihr Kind den Umgang mit Misserfolgen lernen. Es muss sich selbst sagen: „Fehler sind nicht schlimm. Sie helfen mir, klüger zu werden." Oder: „Wenn ich das nicht schaffe, geht davon nicht die Welt unter. Mehr als mein Bestes kann ich nicht geben."

Eltern sind auch nur Menschen

Bei allem Bemühen, Ihren Kindern günstige familiäre Entwicklungsbedingungen zu bieten, sollten Sie mit sich selbst und Ihrer eigenen Leistung nicht kompromisslos ins Gericht gehen. Keine Familie ist vor Krisenzeiten, Schicksalsschlägen und unangenehmen Erfahrungen gefeit. So kann es unbeabsichtigt geschehen, dass das Befinden Ihres Kindes in der Schule hinter andere, größere Sorgen in den Hintergrund und damit aus Ihrem Blickfeld gerät. Wirtschaftliche Not, Katastrophen, eigene Krankheit und andere unvorhersehbare Ereignisse können Ihre Kräfte derart beanspruchen, dass Sie den Ängsten Ihres Kindes zeitweilig nicht genug Beachtung schenken können.

Suchen Sie Entlastung bei erwachsenen Personen, wenn Ihnen Probleme über den Kopf wachsen.

Dann erweist sich der Zusammenhalt und die Solidarität in einer Familie oder im Freundeskreis oft als zuverlässige Stütze, wenn sich vorübergehend andere Personen um Ihr Kind mit seiner Schulangst kümmern. Sobald Sie die Übersicht über eine „verfahrene" Lebenssituation zurückgewonnen haben, sollten Sie Ihrem Kind zeigen, dass Sie auch seine „kleinen" Sorgen ernst nehmen, es damit nicht allein lassen werden und sich um Abhilfe bemühen.

Aus der Sicht des Kindes

Probleme brauchen einen Kopf, in dem sie sich heimisch fühlen können! Dieser Satz mag scherzhaft klingen, aber er vermittelt den interessanten Gedanken, dass dieselbe Tatsache nicht zwangsläufig für jeden ein Problem ist. Jeder Mensch hat auf einen Sachverhalt seine eigene Sicht, je nach Gemütsverfassung, Lebenserfahrung, Vorwissen und anderem mehr, das trifft also auch auf Sie und Ihr Kind zu.

Was für Sie noch lange kein Grund zur Beunruhigung wäre, kann für Ihr Kind ein Auslöser von Schulangst sein.

Wenn Sie einmal versuchen, den Blickwinkel Ihres Kindes einzunehmen, und mit „seinen Augen" betrachten, was ihm Angst macht, werden Sie herausfinden, was geändert werden muss. Das kann manchmal der Sachverhalt sein, der die Angst hervorgerufen hat. Es könnte aber auch etwas in der Vorstellungswelt Ihres Kindes sein: seine Sichtweise, sein Selbstvertrauen, seine Erfahrungen mit vergleichbaren Tatsachen. Es kommt in jedem Fall darauf an, das Problem Ihres Kindes nicht zu unterschätzen, auch wenn Sie aus Ihrer Sicht gar kein Problem wahrnehmen.

Jonas

Seitdem Jonas mit seinen Eltern in das fertige Eigenheim eingezogen ist, will er morgens nicht mehr zur Schule gehen. Er ist umgeschult worden und besucht nun die dritte Klasse der kleinen Grundschule im Ort. Wenn ihn seine Mutter auf dem Weg zur Arbeit mit dem Auto mitnimmt, gibt es keine Schwierigkeiten, aber wenn er „die paar Schritte" zu Fuß gehen soll ... Man kann die Schule vom Mansardenfenster aus sehen, es sind höchstens 500 Meter. Seine Eltern sind dann morgens verärgert, die neue Klassenlehrerin ist nett, aber auch ratlos. Warum er nicht zur Schule gehen will, sagt Jonas nicht.

Auch vermeintlich kleine Sorgen können große Ängste hervorrufen.

Jonas muss auf dem Schulweg immer an einem Grundstück vorbei, das von einem großen schwarzen Hund bewacht wird. Der ist sehr wild und bellt furchtbar laut. Er springt am Zaun hoch und Jonas hat große Angst, dass der Hund einmal irgendwie herauskommt und ihn beißen wird. Als Jonas das vor einer Woche erwähnte, lachte sein Vater nur und sagte, sein Sohn werde doch wohl nicht so ein Feigling sein und vor einem eingeschlossenen Hund Angst haben. Als Kinder hätten sie mit Hunden immer ...

Damit war die Geschichte für den Vater erledigt und vergessen. Wem sollte der Junge nun noch von seiner Angst erzählen, ohne sich lächerlich zu machen?
Wenn Ihr Kind Befürchtungen äußert, gleich, welcher Art diese sein mögen, dann sollten Sie sie ernst nehmen. Tun Sie keine Besorgnis als nichtig ab, prüfen Sie lieber deren Wahrheitsgehalt und überlegen Sie gemeinsam mit Ihrem Kind, wie für Abhilfe gesorgt werden könnte. Vielleicht kann Jonas einen anderen Weg wählen,

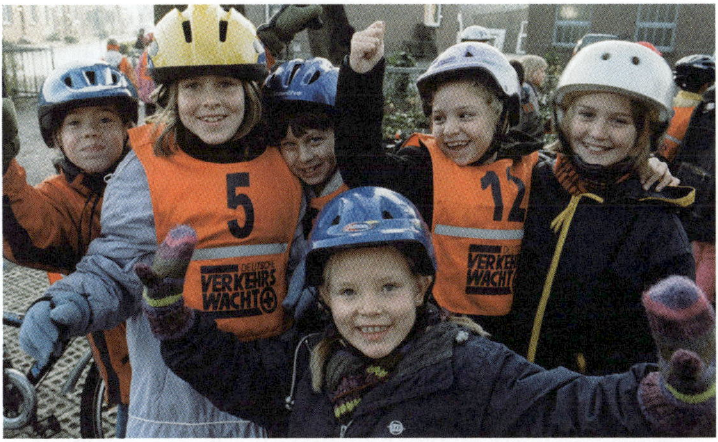

◀ Selbstbewusste Kinder sind zuversichtlich, dass sie Herausforderungen meistern.

mit dem Rad fahren und folglich schneller an dem Hund vorbeikommen, den Besitzer bitten, ihm den Hund vorzustellen (vielleicht ist er ja ganz freundlich, wenn auch laut) – der Möglichkeiten sind sicher viele denkbar.

Wenn zu Hause etwas passieren könnte

Um in Ruhe zur Schule gehen zu können, brauchen Kinder und Jugendliche die Gewissheit, dass in ihrer Abwesenheit nichts „Schlimmes“ geschieht, das sie bedroht oder stark verunsichert. Kinder glauben häufig, dass sie durch ihre Anwesenheit solches verhindern könnten und leiden unter schweren Schuldgefühlen, wenn sie nicht zugegen waren, als „etwas“ passiert ist. Wenn Ihrem Haus eine Überschwemmung drohte, würden Sie wahrscheinlich auch nicht unbesorgt zur Arbeit fahren. Die Weigerung eines Kindes, zur Schule zu gehen, kann also auch bedeuten, dass es sich nur nicht von zu Hause fort wagt – aus den verschiedensten Gründen. Weil die Kinder diese nicht immer offenbaren, wird manchmal eine Schulangst vermutet, obwohl keine Angstauslöser in der Schule zu finden sind.

Die Abgrenzung zwischen Schulangst und anderen Auffälligkeiten, die mit Angst verbunden sind, ist nicht immer einfach.

Ehe wirklich Schulangst festgestellt werden kann – zum Beispiel bei Kim – ist zu prüfen, ob das Mädchen tatsächlich beruhigt von zu Hause fortgehen kann, ohne befürchten zu müssen, dass „etwas Schlimmes" passiert. Jedes Schulkind muss sicher sein, dass während der Unterrichtszeit weder Eltern, Geschwister noch Haustiere bedroht sind, dass es nicht während dieser Zeit verlassen wird, dass sein Heim und Besitz nicht gefährdet und keine unangenehmen Überraschungen zu erwarten sind. Richten Sie also den Blick auf die Situation in Ihrer Familie. Vielleicht steht eine Trennung oder Scheidung an, ein neues Geschwisterchen ist unterwegs, ein Eltern- oder Großelternteil ist kürzlich verstorben? Gibt es Anlass zu realen Befürchtungen? Sprechen Sie mit Ihrem Kind darüber, fragen Sie vorsichtig nach, ob es diesbezüglich besorgt ist. Versuchen Sie, ihm Halt zu geben, indem Sie fortlaufend im Gespräch bleiben.

Ein Kind erlebt Angst als bedrohlich, auch wenn die Ursachen nicht real sind. Spielen Sie sie keinesfalls herunter.

Meistens haben die Befürchtungen keinen Hintergrund, der sich Außenstehenden ohne weiteres erschließt. Fassen Sie dennoch nach und nehmen Sie ernst, was Ihr Kind bewegt. Suchen Sie nach überschaubaren Auswegen und Maßnahmen, gegebenenfalls unter Beratung von Fachleuten.
Ein Gefühl, das gleichzeitig Sicherheit und Entspanntheit beinhaltet, und das demzufolge unvereinbar ist mit Angst, ist die Geborgenheit. Familien, die ihren Kindern dieses Gefühl geben (oder zurückgeben) können, wirken Angststörungen am besten entgegen. Einige „geborgenheitsförderliche" Maßnahmen fasst die Checkliste auf Seite 51 zusammen. Vielleicht finden Sie hier Anregungen für Ihre eigene Familie?

Tipp

Lassen Sie sich nicht verleiten, Ihrem Kind ein Handy zu kaufen, damit es sich vergewissern kann, dass während seiner Abwesenheit zu Hause alles im „grünen Bereich" ist. Dies unterstützt einen gewissen Kontrollzwang und es verschärft die Situation eher, als dass es sie entlastet. Ihr Kind muss es schaffen, sich guten Gefühls für eine Weile von Ihnen zu trennen und sich anderen Dingen zuzuwenden.

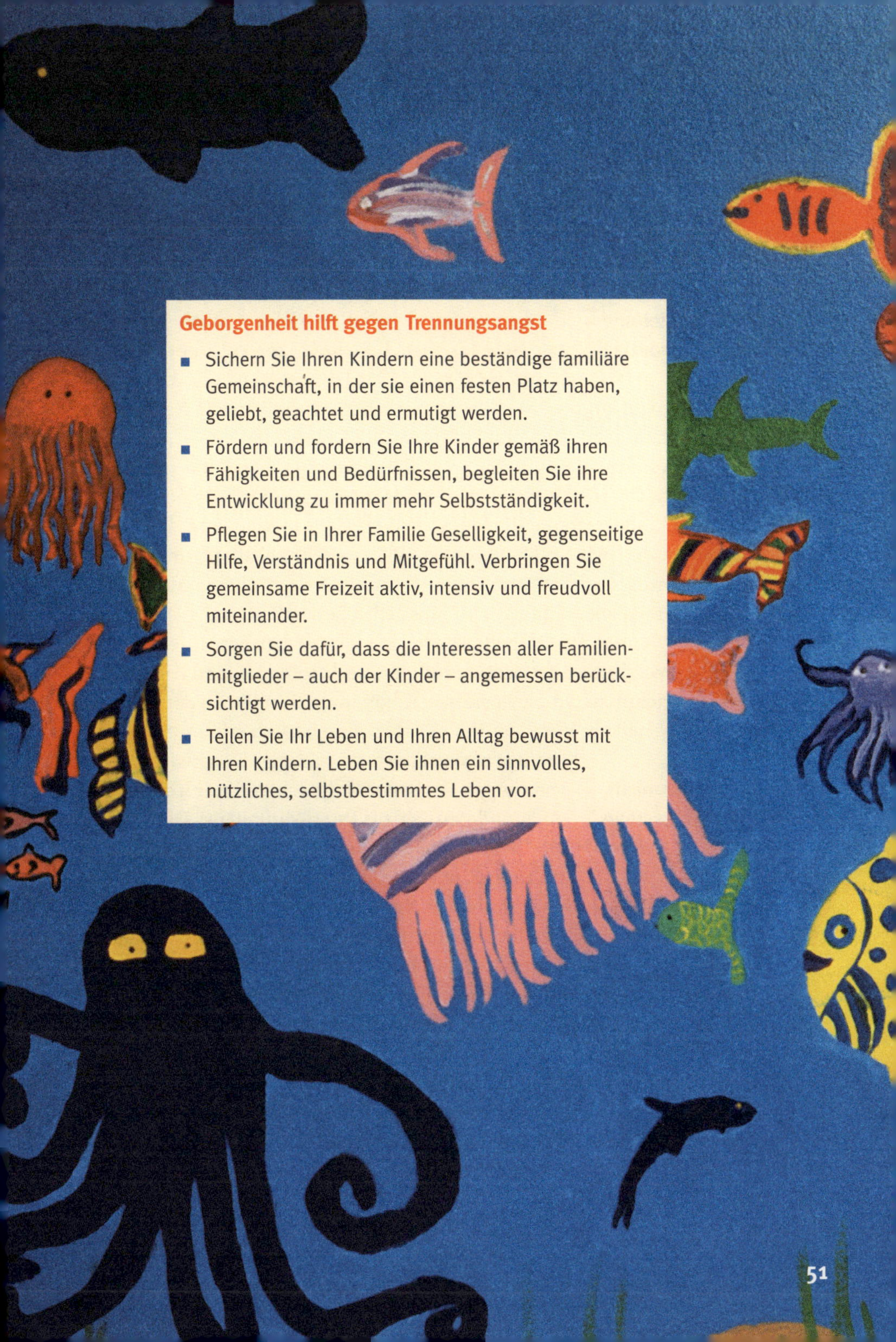

Geborgenheit hilft gegen Trennungsangst

- Sichern Sie Ihren Kindern eine beständige familiäre Gemeinschaft, in der sie einen festen Platz haben, geliebt, geachtet und ermutigt werden.
- Fördern und fordern Sie Ihre Kinder gemäß ihren Fähigkeiten und Bedürfnissen, begleiten Sie ihre Entwicklung zu immer mehr Selbstständigkeit.
- Pflegen Sie in Ihrer Familie Geselligkeit, gegenseitige Hilfe, Verständnis und Mitgefühl. Verbringen Sie gemeinsame Freizeit aktiv, intensiv und freudvoll miteinander.
- Sorgen Sie dafür, dass die Interessen aller Familienmitglieder – auch der Kinder – angemessen berücksichtigt werden.
- Teilen Sie Ihr Leben und Ihren Alltag bewusst mit Ihren Kindern. Leben Sie ihnen ein sinnvolles, nützliches, selbstbestimmtes Leben vor.

Wenn nichts gelingen will

Junge Menschen, die eine Familie gründen und sich Kinder wünschen, gehen meist mit den besten Vorsätzen, Optimismus und Elan an die Aufgabe heran, beseelt von dem Wunsch, ein guter Vater oder eine gute Mutter zu werden. Während wir unsere Kinder betreuen, erziehen und begleiten, kommen uns oft Bedenken, ob wir dabei alles „richtig" machen, und Fragen, wie wir manches noch „besser" in den Griff bekommen können. Das ist menschlich und macht uns nicht lange besorgt, wenn wir sehen, wie gut unsere Kinder gedeihen, älter, klüger und reifer werden. Manchmal jedoch glauben wir verzweifeln zu müssen, weil unvorhergesehene und unbeabsichtigte Dinge geschehen, die unsere Pläne zunichte machen. Wenn Kinder sich nicht so entwickeln, wie wir uns das vorgestellt haben; wenn wir es beim besten Willen nicht schaffen, unsere Erziehungsziele zu erreichen; wenn wir Krisen überwinden müssen und dabei sehr stark mit uns selbst beschäftigt sind.

Fehler in der Erziehung zu machen ist normal.

Wenn wir nicht mehr weiter wissen, brauchen wir Hilfe. Lassen Sie sich unbedingt dazu ermutigen, rechtzeitig Hilfe in Anspruch zu nehmen. Oft bietet sie sich schon in der Familie, in der Verwandtschaft an. Viele von Ihnen haben erzieherisch erfahrene, noch tatkräftige eigene Eltern, zuverlässige Geschwister und sogar rüstige Großeltern! Sprechen Sie mit ihnen oder einer anderen Person Ihres Vertrauens. Das kann Ihr Haus- oder Kinderarzt sein, die Erzieherin oder Lehrerin Ihres Kindes, ein Psychologe, der Ihnen empfohlen wird, ein Schulpsychologe oder ein Mitarbeiter des Jugendamts oder einer Erziehungsberatungsstelle.

Scheuen Sie sich nicht, zu einer Beratungsstelle zu gehen.

Je eher Sie sich dazu entschließen können, umso einfacher und wirkungsvoller kann meist beraten, unterstützt oder geholfen werden. Lassen Sie Ihr Kind nicht erst in den sprichwörtlichen Brunnen fallen. Seelische Schäden, die in der Kindheit erlitten wurden, wirken oft ein Leben lang nach.

Niemand kann als Vater oder Mutter perfekt sein. Aber man kann sich bemühen, sein Bestes zu geben.

Beratung und Hilfe für Eltern

Es sind ganz unterschiedliche Zeitpunkte in der Schullaufbahn Ihres Kindes denkbar, zu denen Sie mit Schulangst erstmalig oder wiederholt konfrontiert werden können oder könnten. Natürlich richten Sie sich in Ihrem Verhalten nach dem Alter, der Reife und dem Entwicklungsstand Ihres Kindes und nach dem Schweregrad der beobachteten Angstreaktion. So helfen beim Schuleintritt und erstmalig auftretenden Angstanzeichen (die man wohl auch mit dem „Lampenfieber" von Menschen vergleichen kann, die öffentlich auftreten sollen) meist die einfachen „Hausmittel": beruhigen und lockern, ermutigen und vertrauen. Ist Ihr Kind dagegen bereits ein älterer oder schon jugendlicher Schüler, hat eventuell die Schule gewechselt und will von einem Tag zum anderen keinesfalls mehr zur Schule gehen und treten dabei plötzlich massive und medizinisch unbegründete Beschwerden auf, so sind die „Hausmittel" vermutlich nicht mehr wirksam. Dann sollten Sie sich bemühen, die Auslöser so akut auftretender Schulangst zu ermitteln, und professionelle Hilfe suchen. Manchmal ist auch aus verschiedenen Gründen die Kommunikation mit der Schule oder einzelnen Lehrern erschwert oder unmöglich. Dann ist es ratsam, einen au-

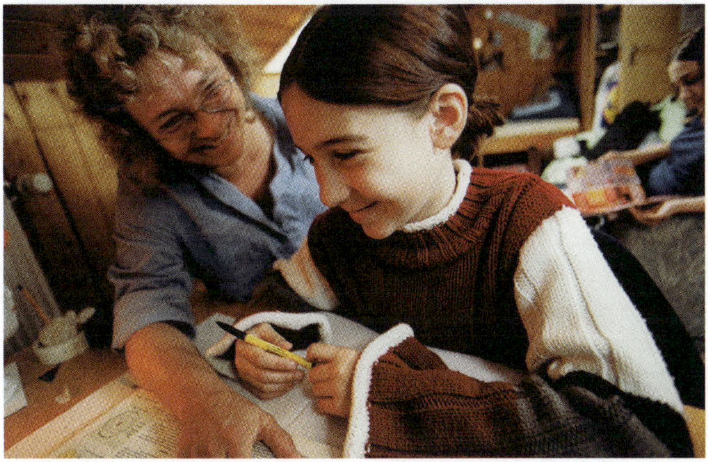

◀ Beratung kann entlasten und für Entspannung sorgen.

Tipp

Jugendliche Schüler können auch selbstständig eine Beratung aufsuchen. Der Vertrauenslehrer der Schule kann ihnen dazu Hinweise geben, ebenso die vorhandenen Schulsozialarbeiter oder die Beratungslehrer. Schulpsychologische Beratungsstellen gibt es in den meisten Schulamtsbezirken und Kommunen.

ßen stehenden und unparteilichen Berater hinzuzuziehen.

Manchmal kann auch die Kommunikation mit Ihrem Kind behindert sein. Dann ist psychologische Hilfe umso nötiger. Fachkundige Berater stehen im Bereich jeder Schulbehörde zur Verfügung, die Ihre Probleme vertraulich behandeln und Sie bei Bedarf an entsprechend qualifizierte Fachleute (psychologische oder ärztliche Psychotherapeuten) weitervermitteln.

Wenn Sie bei Ihrer Suche nach Hilfe die Schule zunächst ausklammern möchten, erhalten Sie auch Beratung über das Gesundheitswesen, egal ob Sie sich dabei zunächst an Ihren Hausarzt oder an den Kinder- und Jugendgesundheitsdienst (Schularzt), das Jugendamt Ihres Stadt- oder Landkreises wenden. Allerdings wird für eine sorgfältige Untersuchung der Beschwerden Ihres Kindes, für die Beantwortung der Frage, ob es sich tatsächlich um Schulangst und nicht um eine andere Störung handelt, die Schule letztlich doch einbezogen werden müssen.

Es gibt vielfältige Beratungs- und Unterstützungsangebote.

Sofern Sie Gründe haben, das Problem zunächst für sich selbst einzugrenzen, und persönliche Kontakte zu Beratern vorerst vermeiden wollen, stehen Ihnen in verschiedenen Bundesländern auch anonyme Kontaktmöglichkeiten zur Verfügung. Die Rede ist von Eltern- und Sorgentelefonen, von der Telefonseelsorge der Kirchen und von den modernen Medien. Das Internet bietet heute bereits eine Fülle von Informations- und Beratungsangeboten, die Sie völlig anonym aufsuchen können, natürlich unter der Voraussetzung, dass der versprochene Datenschutz auch gewährleistet ist.

Jugendliche Schüler, die dank eines modernen, medienoffenen Unterrichts wenig Berührungsängste in Bezug auf Computer haben, können sich mit fachgerechter Anleitung selbst im Internet Hilfe suchen oder sich im Chat mit anderen Betroffenen austauschen. Ebenso können sie von ihren Eltern ermutigt werden, selbstständig eine Beratungsstelle aufzusuchen. Zusätzlich kann auch der Vertrauenslehrer der Schule eine Hilfe sein, ebenso die vorhandenen Schulsozialarbeiter oder die Beratungslehrer. Schulpsychologische Beratungsstellen, die auch für Rat suchende Schüler da sind, gibt es in den meisten Schulamtsbezirken und Kommunen.

Handeln Sie rasch, erst recht, wenn Sie ratlos sind.

Bevor nun die Schule in den Blick genommen wird, sei noch einmal betont, dass der wirkungsvollste Schutz vor Schulangst in einer bewussten Vorbeugung besteht. Eine Beratung von Eltern, die ihre Kinder bald einschulen werden, beinhaltet gegebenenfalls Anregungen zur Förderung der Schulfähigkeit in sozialer, geistiger und körperlicher Hinsicht. Tragen Sie zum Beispiel dazu bei, dass Ihr Kind bis zum Schulanfang gut sprechen gelernt hat, Grundfarben und -formen kennt, Fantasie im Spiel entwickelt, teilen, nachgeben und verlieren gelernt hat. Bereiten Sie Ihr Kind auch sportlich auf die Schule vor. Der Sportunterricht wird kein rotes Tuch werden, wenn Ihr Kind laufen, klettern, schaukeln und balancieren kann; wenn es mit einem Ball umgehen und vielleicht sogar schwimmen kann. Es kann schon vor der Schule mit Ihrer Hilfe lernen, ein Spiel bis zum Ende zu spielen (und dabei die vorgeschriebenen Regeln einzuhalten) oder ein Märchen bis zum Ende anzuhören. Sie können es lehren, sich mit seiner Meinungsäußerung so lange zurükkzuhalten, bis es zum Sprechen aufgefordert wird, indem Sie mit ihm klare Verhaltensregeln für verschiedene Situationen vereinbaren und üben (wenn sich zum Beispiel ein Versicherungsvertreter angemeldet hat, wenn ein Handwerker in der Wohnung arbeitet, wenn die Großeltern zu Besuch sind oder wenn Sie mit Ihrem Kind einkaufen, ein Amt aufsuchen oder zum Arzt müssen).

Was Hänschen gelernt hat, macht Hans keine Angst mehr.

Erziehen Sie Ihr Kind zu altersgemäßer Selbstständigkeit. Trainieren Sie mit ihm spielerisch Aufmerksamkeit und Konzentration, Durchhaltevermögen und Merkfähigkeit. Unterstützen Sie ein positives Selbstwertgefühl und zeigen Sie ihm, dass Sie auf seine eigenen Kräfte vertrauen. Machen Sie ihm Mut und erhalten Sie seine Neugier.

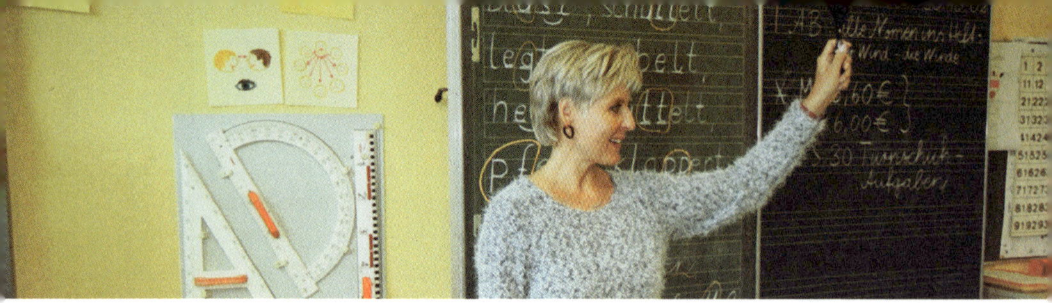

Die Schule in den Blick nehmen

Die Schulzeit wird Kindern meist schon lange im Voraus als ein neuer Lebensabschnitt angekündigt, bei dem der „Ernst des Lebens" beginne – keine allzu ermutigende Aussicht. Unklare, womöglich hohe, neue und ungewohnte Anforderungen können durchaus beklemmende Gefühle auslösen. Verschiedene Befürchtungen entstehen, die wiederum von Anspannung und Unsicherheit begleitet werden: Werde ich auch können, was von mir verlangt wird? Werde ich mich wohl mit Lehrern und Mitschülern verstehen? Werde ich mich in der neuen Umgebung zurechtfinden und wird es mir überhaupt in der Schule gefallen?

Wenn ein Kind bei Schulbeginn oder beim Übertritt in eine weiterführende Schule auf diese Fragen für sich positive Antworten finden kann, ist ein entscheidender Schritt gegen Schulangst getan. Sie können gemeinsam mit der Schule Ihrem Kind zu einer selbstsicheren Einstellung zur Schule verhelfen. Bestehen Unsicherheiten, haben Sie einen Verdacht, dass Ihr Kind die Schule fürchtet, dann sollten Sie gemeinsam an einer positiveren Wahrnehmung arbeiten. Erzählen Sie Ihrem Kind von der Schule. Schildern Sie ihm zuversichtlich und aufrichtig, was es alles in der Schule erwartet, was es zu lernen und zu entdecken gibt. Besuchen Sie mit Ihrem Kind einen Tag der offenen Tür. Korrigieren Sie so falsche Vorstellungen, Vorurteile und Unwahrheiten auf anschauliche und praktische Weise. Ermöglichen Sie ihm, künftige Lehrer oder Mitschüler bereits vor dem Übertritt kennen zu lernen.

Lern- und Leistungsanforderungen

Wie Sie aus den vorangegangenen Abschnitten jetzt schon wissen, braucht Ihr Kind Selbstvertrauen und eine gewisse Gelassenheit, um den neuen Aufgaben, die die Schule ihm stellt, ohne Angst zu begegnen. Die Lehrer werden sich bemühen, an die Fähigkeiten anzuknüpfen, die die Schüler und Schülerinnen in die Schule bereits mitbringen. Sie werden ihnen bewusst machen, was sie alles schon können, um erfolgreich im Unterricht mitzuarbeiten. Diese Fähigkeiten werden weiterentwickelt, in der Grundschule mit einem großen Akzent auf der Freude am Lernen: durch Spiele, Partner- und Gruppenarbeit, fantasievolle und frei gestaltete Tätigkeiten der Kinder. Die Bewertungen der Lehrer richten sich im Idealfall zuerst auf das Gelungene. Das Lob und die Anerkennung des Geleisteten stehen im Vordergrund. Fehler sind nicht als Makel, sondern als Chancen im Lernablauf anzusehen. Bitte unterstützen Sie dieses Vorgehen oder versuchen Sie, falls Ihr Kind andere Lehrer erlebt, zu Hause eine solche Haltung aufzubauen. Freuen Sie sich mit Ihrem Kind über jeden Lernfortschritt und führen Sie ihm seine Leistungsentwicklung möglichst anschaulich vor Augen. Blättern Sie mit ihm regelmäßig in seinen Heften und Büchern, um gemeinsam zu ermessen, was es jetzt schon alles kann, wie sehr sich zum Beispiel seine Schrift verbessert hat oder wie gut sein Englisch bereits ist.

Lehrer sind Ihre Verbündeten. Sie setzen die Unterstützung Ihrer Kinder in der Schule fort.

Die leidigen Noten

Noten können Angst machen. Insbesondere in der Grundschule löst die Einführung von Ziffernnoten manchmal Besorgnis aus. Dabei kann die Schule sehr einfühlsam vorgehen: verdeutlichen, was die Noten wörtlich beinhalten; zeigen, dass auch der Note 3 oder 4 eine schätzenswerte Leistung zugrunde liegt, und erkennbar machen, dass der Zensur wegen kein Schüler als Mensch abgewertet wird. Als Eltern sollten Sie vor allem das Bemühen, das hinter einer erbrachten Leistung steht, anerkennen. Versuchen Sie, das Leistungsvermögen Ihres Kindes realistisch einzuschätzen –

Tipp

In der Reihe Cornelsen Eltern-Sprechstunde ist ein Band erschienen, der hilfreiche Anregung zum Umgang mit Schulnoten gibt:
Monika Rebitzki: Keine Angst vor Noten. Leistungsbeurteilungen sinnvoll nutzen.
Tipps zur Überwindung von Prüfungsangst finden Sie in:
Uta Reimann-Höhn: Keine Angst vor Klassenarbeiten. Prüfungen gelassen angehen.

die Schule wird Ihnen dabei helfen – und verschonen Sie Ihr Kind mit unnötigem Leistungsdruck, mit zermürbender, ständiger Unzufriedenheit mit seinen Zensuren. Bieten Sie stattdessen Hilfe bei der Vorbereitung auf Klassenarbeiten an, natürlich mit dem Ziel, dass Ihr Kind dies irgendwann selbstständig schafft. Regen Sie dazu an, „verhauene" Leistungskontrollen durch Fleißarbeiten, Schülervorträge, Projektaufgaben oder Ähnliches auszugleichen.
Nehmen Sie Zeugnisse und Beurteilungen als das, was sie sind: „Über-Denk-Zettel" und nicht Anlässe zum „Levitenlesen". Überdenken Sie also in aller Ruhe, wie die schulischen Bewertungen Ihres Kindes entstanden sind und ob Sie alle angebotenen Fördermöglichkeiten bereits ausgeschöpft haben. Sollten Sie zu der Überzeugung kommen, dass Ihr Kind trotz aller Anstrengungen in der Schule dauerhaft überfordert ist, lassen Sie sein Leistungsvermögen umgehend von Fachleuten überprüfen, um zu hilfreichen Förder- und Beschulungsempfehlungen zu gelangen. Gerade dann benötigt Ihr Kind Trost und Ermutigung und eventuell seinen Fähigkeiten besser angepasste Lernanforderungen.

Mitunter verbirgt sich hinter geäußerter Angst vor der Schule eigentlich die Angst vor zu erwartenden Leistungsüberprüfungen: die Prüfungsangst. Vereinfacht gesagt, hilft in diesem besonderen Fall eine optimale Vorbereitung kombiniert mit trainierbaren Entspannungstechniken. Um eine anspruchsvolle Anforderung, wie zum Beispiel eine Prüfung oder Leistungskontrolle, gut zu bewältigen, ist ein mittlerer Grad innerer Anspannung günstig. Durch etwas Übung kann ein Schüler sich so einstellen, dass er diesen Zu-

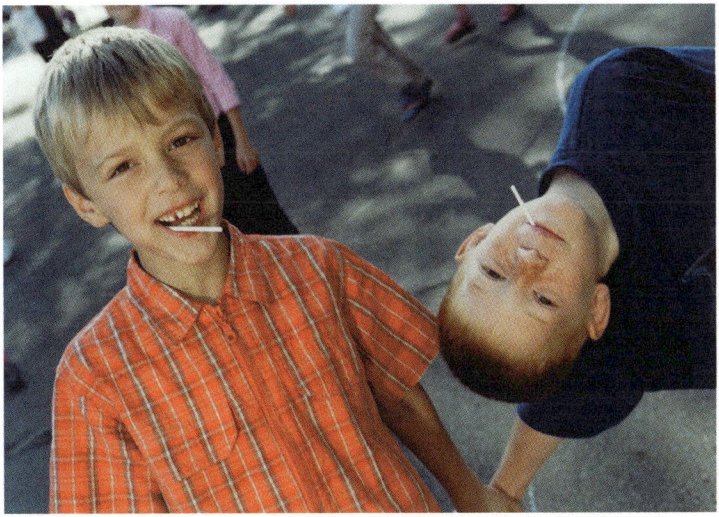

Eine Schule, in der sich Schüler und Lehrer gleichermaßen wohl und zu Hause fühlen können, ist die beste Voraussetzung für eine angenehme und anregende Zusammenarbeit.

stand leicht erreicht. Auch dabei helfen vielen Kindern Mutmachsätze (vgl. Seite 46). Voraussetzung für ein gutes Abschneiden ist aber gleichzeitig eine innere Sicherheit und Gelassenheit, die man sich nur durch eine rechtzeitige und systematische Prüfungsvorbereitung erarbeiten kann. Der Schüler oder die Schülerin kann dann zum Beispiel mit dem beruhigenden Gedanken in die Prüfung gehen: „Es ist alles in meinem Kopf – endlich darf es heraus!"

Konfliktfeld Schule

Wo Menschen zusammentreffen und vielfältige soziale Beziehungen eingehen, sind Spannungen, Meinungsverschiedenheiten und Machtkämpfe unausweichlich. Soziale Auseinandersetzungen in der Gruppe oder mit einzelnen Partnern fordern den Schülern manchmal mehr Kräfte ab als die Lernsituation. Wenn Ihr Kind also vnicht davon abzubringen ist, zu Hause bleiben zu wollen, sollten Sie nachhorchen, ob eventuell andere Personen die Ursache für seine Angst vor der Schule sind. Verhaltensweisen von

Lehrern oder anderem Schulpersonal kommen dafür ebenso in Frage wie die einzelner Schüler, Schülergruppen oder ganzer Klassen. Sensible und unerfahrene Kinder können sich bereits dadurch ängstigen, dass sie nicht wissen, wie sie sich innerhalb der Schule in bestimmten Situationen verhalten können. Als Eltern können Sie mit Ihren Kindern Angst auslösende Szenen durchspielen, ihnen Verhaltensmöglichkeiten demonstrieren und Übungsfelder in besser überschaubaren Umgebungen anbieten. Erfolgreiche und gewaltfreie Auseinandersetzungen mit anderen Kindern lassen sich im Kreise von Geschwistern oder Spielkameraden erlernen. Überlassen Sie Ihre Kinder in Streitigkeiten nicht sich selbst, sondern zeigen sie Ihnen, wie man sich unterordnet und durchsetzt, wie man nachgibt und überzeugt, wie man Kompromisse schließt und sich versöhnt, so lange, bis Sie sicher sind, dass sie es auch allein schaffen. Lassen Sie Ihr Kind anfangs in Ihrem Beisein, später unter Ihrer heimlichen Beobachtung üben. Sprechen Sie mit Ihrem Kind über seine Erfahrungen, Erfolge und Misserfolge. Dann kann es bei Ihnen „Dampf ablassen“, falls etwas nicht gelingt, und vielleicht aus Ihrer Rückmeldung lernen.

Vermitteln Sie Rücksichtnahme gegenüber anderen und geben Sie darin ein Vorbild.

Mobbing und Pöbeleien

Wenn Ihr Kind bereits einige Jahre erfolgreich und ohne Angst die Schule besucht und sich scheinbar plötzlich Schulangst bemerkbar macht, sollten Sie besonders interessiert und aufmerksam nachfragen, was dazu geführt hat. Es kommt leider vor, dass ein Kind in der Schule in Konflikte gerät, in denen es Gewalt ausgesetzt ist und die es nicht allein lösen kann, zum Beispiel wenn es bedroht, erpresst oder ausgegrenzt wird. Meist ist dazu das entschlossene erzieherische Eingreifen von Erwachsenen notwendig, zum einen um die „Opfer“ zu schützen und zum anderen um die „Täter“ nicht erfolgreich gewähren zu lassen.

Bei Gewaltanwendung ist „Petzen“ erlaubt!

Helfen Sie Ihrem Kind, sich nicht beschämt zurückzuziehen, sondern bestärken Sie es darin, solches verwerfliches Verhalten öffentlich anzuprangern und andere zur Solidarität zu bewegen. Versi-

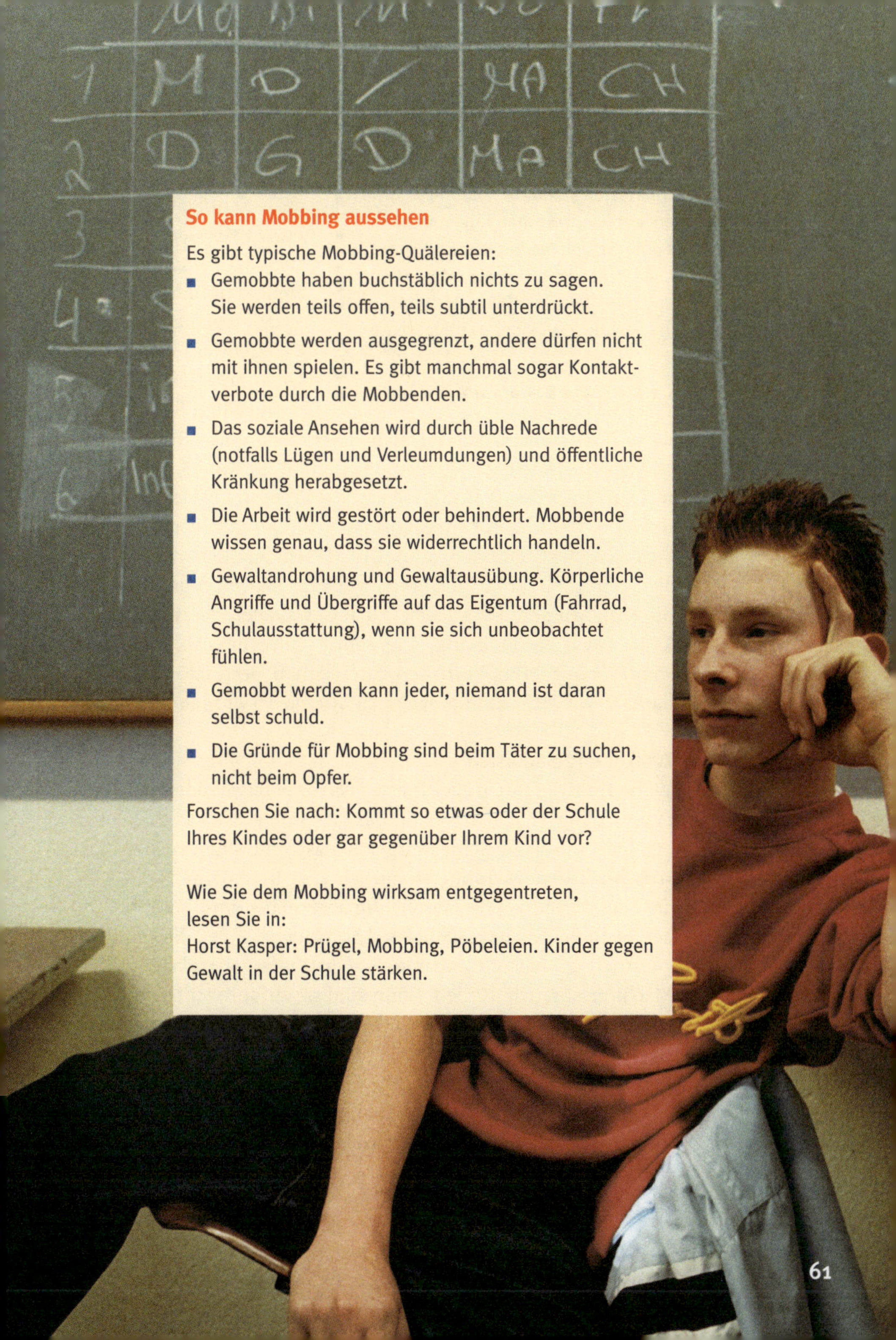

So kann Mobbing aussehen

Es gibt typische Mobbing-Quälereien:

- Gemobbte haben buchstäblich nichts zu sagen. Sie werden teils offen, teils subtil unterdrückt.
- Gemobbte werden ausgegrenzt, andere dürfen nicht mit ihnen spielen. Es gibt manchmal sogar Kontaktverbote durch die Mobbenden.
- Das soziale Ansehen wird durch üble Nachrede (notfalls Lügen und Verleumdungen) und öffentliche Kränkung herabgesetzt.
- Die Arbeit wird gestört oder behindert. Mobbende wissen genau, dass sie widerrechtlich handeln.
- Gewaltandrohung und Gewaltausübung. Körperliche Angriffe und Übergriffe auf das Eigentum (Fahrrad, Schulausstattung), wenn sie sich unbeobachtet fühlen.
- Gemobbt werden kann jeder, niemand ist daran selbst schuld.
- Die Gründe für Mobbing sind beim Täter zu suchen, nicht beim Opfer.

Forschen Sie nach: Kommt so etwas oder der Schule Ihres Kindes oder gar gegenüber Ihrem Kind vor?

Wie Sie dem Mobbing wirksam entgegentreten, lesen Sie in:
Horst Kasper: Prügel, Mobbing, Pöbeleien. Kinder gegen Gewalt in der Schule stärken.

Tipp

Die wichtigste Form des Beistands ist Zuhören, sind gemeinsame Überlegungen, was man tun kann. Ihr Kind braucht das gute Gefühl: Ich bin nicht allein mit meinem Kummer. Allein das ist schon viel wert. Zeit, Geduld und der spürbare Wille, die Dinge nicht treiben zu lassen, sind wichtig. Das lohnt sich für Sie wie für Ihr Kind.

chern Sie sich zuvor der Unterstützung des Lehrpersonals und wenn nötig der Schulleitung. Die Furcht vor Gewalt ist verständlich und nachvollziehbar (und hat insofern einen gänzlich anderen Charakter als die überzogene Schulangst). Dennoch sollten Sie Ihr Kind darin unterstützen, sich ihr nicht zu ergeben und Verbündete zu suchen. Sie helfen damit allen Beteiligten! Ihr Kind lernt, dass es nicht allein und hilflos ist, sondern dass Sie persönlich etwas unternehmen, wenn es in Bedrängnis ist, und dass es sich auf seine Eltern felsenfest verlassen kann. Die Mitschüler erleben, dass man sich dem „Stärkeren" nicht ohne weiteres beugen muss und dass die Einigkeit der „Schwachen" auch Gewalttätern Grenzen setzen kann. Auch die Mobbing-Täter selbst haben hier Vorteile, denn wenn sie mit ihrem Verhalten durchkämen, bestünde die Gefahr, dass sie, wie viele andere, später zu Straftätern würden.

Zyniker und Sarkasten

Wenn Ihr Kind Ihnen „beichtet", dass es vor einem oder mehreren Lehrern Angst hat, nehmen Sie das bitte sehr ernst. Lassen Sie sich erzählen, was in der Schule vorgefallen ist, und bilden Sie sich nicht vorschnell eine Meinung. Natürlich sagt Ihnen Ihre Erfahrung, dass die Ängste von Kindern häufig übertrieben sind, aber es ist leider nicht völlig auszuschließen, dass auch Kinder die Situation ganz richtig widerspiegeln und sie selbst Opfer von pädagogischem Machtmissbrauch werden. Dann sind sie auf Ihre Hilfe zwingend angewiesen, denn allein sind sie kaum in der Lage, sich dagegen erfolgreich zur Wehr zu setzen.
Meist bieten die unvorsichtigen „Gegenmaßnahmen" von Schülern erst recht die Gelegenheit zu Strafen und Sanktionen, die sie in ihren Ohnmachts- und Angstgefühlen weiter bestärken. Bitten Sie

den betreffenden Lehrer, die Lehrerin um ein vertrauliches Gespräch und lassen Sie sich seine Version der Angst auslösenden Vorfälle schildern.
Bedenken Sie bitte, dass es zwar riskant sein könnte, einem bemühten Lehrer damit zu nahe zu treten, Ihr Kind ungerecht behandelt zu haben; es wäre für Ihr Kind jedoch verheerend, wenn sein Vorwurf stimmte, aber nicht einmal Sie ihm glaubten. Seien Sie deshalb sehr diplomatisch und versuchen Sie herauszufinden, was die Beziehung zwischen Ihrem Kind und dem Lehrer belastet, und tragen Sie zu verbessertem gegenseitigem Verständnis bei.

Die folgenden Verhaltensweisen dürfen Sie getrost als feindselige Handlungen gegenüber Ihrem Kind deuten:

- hinter seinem Rücken abwertend über es sprechen
- Gerüchte und Lügen verbreiten
- Schimpfworte und Spitznamen
- es lächerlich machen oder verhöhnen
- es einfach übersehen, übergehen oder vergessen
- abwertende Blicke oder Gesten
- nachäffen, demütigen
- es für dumm erklären, es abschreiben
- es nicht zu Wort kommen lassen oder ungerecht behandeln
- anschreien und beschimpfen

In der Klasse oder Schule können aber auch ganz andere Gemeinheiten häufig vorkommen: Schäden an Fahrrädern oder Bekleidung, Gewaltandrohung, Diskriminierung wegen der Herkunft, dem Aussehen (Figur, Kleidung, Hautfarbe, Behinderung, Frisur etc.) oder der Religionszugehörigkeit, aber auch Telefonterror oder eine andere der verschiedenen bekannten Mobbinghandlungen gegen Schüler.

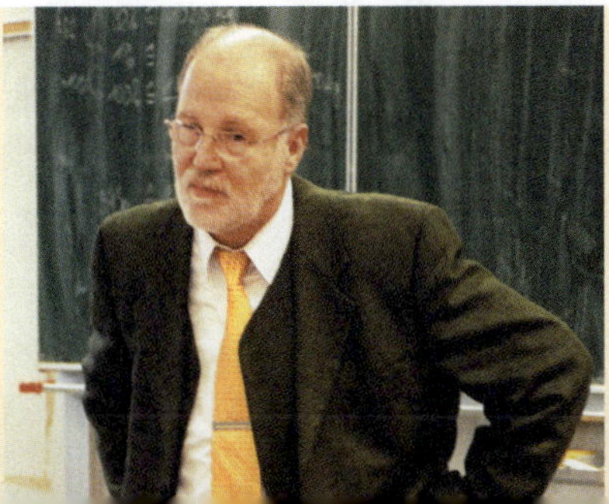

Wenn Lehrer oder gar Schulen ihre Macht missbrauchen, üben sie in unzulässiger Weise Gewalt aus.

Sprechen Sie dies auf einem Elternabend an und fragen Sie, wie die anderen Eltern dazu stehen. Suchen Sie Verbündete, um den Zustand abzustellen.

Angst vor anderen Personen

In der Schule begegnen uns nicht nur pädagogisch qualifizierte Personen. Zuweilen treffen Schüler auch auf Hausmeister, Reinigungspersonal, die Schulsekretärin, Zivildienstleistende, Kraftfahrer, Eltern anderer Kinder und viele andere. Eine Schule, die auf das Leben vorbereiten will, wird darin eher eine Bereicherung sehen. Nur selten, wenn Kinder zum Beispiel aus einer sehr behüteten und familiär eng begrenzten Umgebung heraus eingeschult werden, entstehen infolgedessen anfangs Angst auslösende, weil unbekannte Begegnungen.
Ein verantwortungsvolles Lehrerkollegium wird bemüht sein, ein Klima der gegenseitigen Achtung und Aufmerksamkeit an der Schule zu pflegen, in das alle einbezogen werden. Schulneulinge sollten bewusst mit den übrigen Mitarbeitern der Schule bekannt und vertraut gemacht werden, das beugt unnötigen Ängsten vor Fremden vor und schärft ihr Beobachtungsvermögen für unbefugte Besucher von Schule und Schulhof. Das Verhalten von Schülern unbekannten Menschen gegenüber kann so mit Hilfe der Lehrer in geschützter Umgebung geübt werden. Das schafft Sicherheit und Selbstvertrauen und dämmt die Angst ein. Sprechen Sie den Klassenlehrer, die Klassenlehrerin an und fragen Sie, wie diese Vorstellungsrunde gehandhabt wurde. Unter Umständen kann man sie ja noch nachholen.

Neue Regeln schaffen Stress

In einer gewohnten Umgebung können sich bereits Vorschulkinder sicher bewegen. Das liegt unter anderem daran, dass sie genau wissen, wer in welcher Situation was von ihnen erwartet. Beim Schuleintritt geht diese Sicherheit vorübergehend verloren, was Angst auslösen kann. Wurden etwa die Lehrer in der Grundschule zumeist wie Verwandte behandelt und einfach „geduzt", sind spätestens in der weiterführenden Schule die Lehrkräfte mit „Sie" an-

> ## Tipp
>
> Bitte zeigen und sagen Sie Ihrem Kind, dass Sie unzufrieden mit einem bestimmten Verhalten oder einer gezeigten Einstellung sind. Aber bitte achten Sie darauf, es nicht als Mensch abzuwerten. Auch wenn Sie noch so traurig, noch so berechtigt wütend sind, auch wenn Ihr Kind einen Fehler gemacht hat: Es ist Ihr Kind, das Sie lieben und für das Sie das Beste wollen. Kinder haben weniger Angst vor der schlechten Zensur oder der Schulstrafe als davor, von ihren Eltern als Versager angesehen zu werden.

zusprechen. Üben Sie frühestmöglich das Sprechen in der „Sie-Form" ein, zum Beispiel mit fremden Erwachsenen, die Ihrer Familie im Alltag gegenübertreten. Dann lernt Ihr Kind die erforderlichen grammatischen Anpassungen und ist nicht unsicher, wenn es allein in einer ungewohnten Situation ist.
Während der Schulzeit müssen sich ihre Kinder an eine Fülle von neuen und anfänglich oft undurchschaubaren Regeln und Normen gewöhnen. Das ist notwendig, um sie schrittweise an ein durch Normen und Gesetze geregeltes gesellschaftliches Zusammenleben heranzuführen. Deshalb helfen Sie Ihrem Kind am besten, wenn Sie ihm geduldig erklären, wozu die Regeln da sind, und wenn Sie konsequent deren Einhaltung fordern.
Kinder spüren sehr genau, wenn Eltern nicht hinter den Normen stehen, die die Schule setzt, und ahmen auch deren „oppositionelles" Verhalten nach. Je besser die Kinder verstehen, was aus welchem Grunde in welcher Situation von ihnen verlangt wird, und je rascher sie die nötigen Verhaltensweisen dazu erlernen, desto weniger Angst werden sie durch die Schule erfahren.

Sich in der Schule „zu Hause" fühlen

Eine neue und ungewohnte Umgebung kann schon Unsicherheit und Anspannung hervorrufen, vor allem, wenn sie für Kinder unangenehme Aspekte enthält. Ich erinnere mich diesbezüglich lebhaft meiner eigenen Schulanfangszeit: dunkle Kellergänge mit unübersichtlichen Nischen; stechende, muffige und Ekel erregende Gerüche an verschiedenen Stellen des uralten Schulgebäudes; unverhofft verschlossene Türen; unsaubere Toiletten; hohe Räume mit winzigen Fenstern über Kopfhöhe usw. Sensible Kinder benötigen dann Verständnis, zeitweilige Begleitung, Ermutigung und Geduld für die Eingewöhnungsphase, in der es gilt, so genannte Schwellenängste zu überwinden. Gemeint ist damit die Scheu vor dem Schritt ins Unbekannte, ins „Neuland“, auf bisher nicht erkundetes Gebiet. Mit wachsender Orientierung in den neuen Gebäuden, Höfen und Sportanlagen verringern sich die bangen Gefühle. Mit steigendem Selbstvertrauen weichen diese bald Neugier (Was verbirgt sich eigentlich im Biologie-Fachkabinett?), Entdekkerfreude (Was gibt es nicht alles im Geräteraum der Turnhalle!) und Forscherdrang (Wie sah es in meiner Schule früher aus? Wer ist hier in die Schule gegangen?). Durch die Aktivitäten, die so ausgelöst werden, erobern sich Kinder ihre Schule und werden in ihr heimisch.

Beraten Sie beim nächsten Elternabend, ob und was Sie zur Atmosphäre im Klassenraum beitragen können.

Oft können Eltern durch eigene Initiative zu einer angenehmen Atmosphäre sehr viel beitragen. Klassenzimmer könnten renoviert, Bäume auf dem Schulhof gepflanzt werden, ein Aquarium wäre ein gutes Anschauungsmittel, jede Woche ein frischer Blumenstrauß für den Klassenraum, Lebkuchen für die ganze Klasse zum Nikolaustag ...

Durchschaubarkeit hilft

Durch eine gute Abstimmung können Sie als Eltern mit den Lehrern gemeinsam dafür sorgen, dass die Schule Ihrer Kinder ein Ort wird, an dem sich alle, die dort ein und aus gehen, miteinander wohl fühlen. Die folgende Checkliste möchte Ihnen dabei helfen, die Schule Ihres Kindes genauer „unter die Lupe“ zu nehmen und eventuell weitere Möglichkeiten zur Verbesserung des Schulklimas aufzeigen.

Es lohnt sich dazu beizutragen, dass Ihr Kind eine Schule besucht, in der nach diesen Grundsätzen gearbeitet wird, denn in einer solchen Schule gibt es für Schulangst keinen Nährboden.

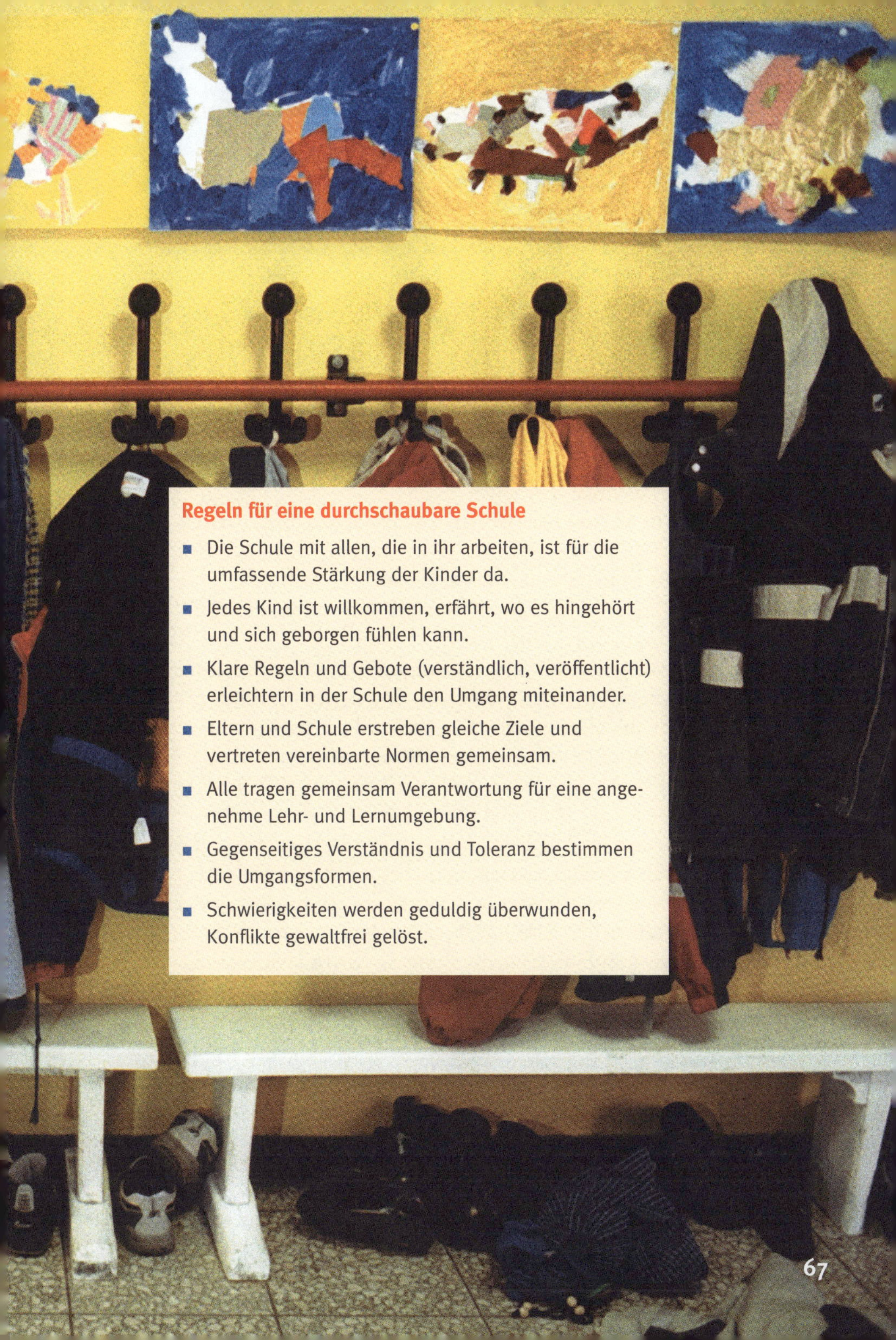

Regeln für eine durchschaubare Schule

- Die Schule mit allen, die in ihr arbeiten, ist für die umfassende Stärkung der Kinder da.
- Jedes Kind ist willkommen, erfährt, wo es hingehört und sich geborgen fühlen kann.
- Klare Regeln und Gebote (verständlich, veröffentlicht) erleichtern in der Schule den Umgang miteinander.
- Eltern und Schule erstreben gleiche Ziele und vertreten vereinbarte Normen gemeinsam.
- Alle tragen gemeinsam Verantwortung für eine angenehme Lehr- und Lernumgebung.
- Gegenseitiges Verständnis und Toleranz bestimmen die Umgangsformen.
- Schwierigkeiten werden geduldig überwunden, Konflikte gewaltfrei gelöst.

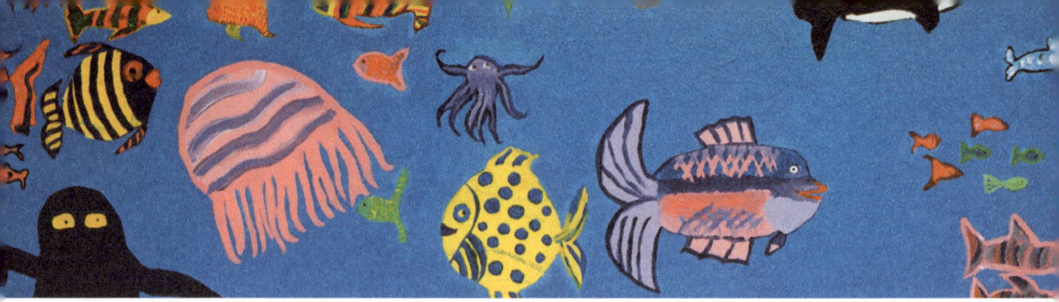

Wenn die Angst von innen kommt

Manchmal aber zeigen Kinder Angstsymptome, ohne dass sich dafür Anlässe oder Ursachen in der Schule finden lassen.

Es kann ganz harmlos anfangen

Kinder leiden mitunter so stark unter ihren Angstgefühlen, dass es ihren Eltern einfach nicht verborgen bleiben kann. Oft wird das gesamte Familienleben beeinträchtigt, wenn die Ferien oder das Wochenende fast vorüber sind und der Morgen des ersten „neuen" Schultages anbricht. Die Kinder, die bis gestern noch gesund und munter zu sein schienen, sehen schlecht aus, klagen über die verschiedensten Beschwerden, schauen unglücklich drein oder weinen sogar. Väter und Mütter können das kaum übersehen. Und sie haben die Möglichkeit, darauf zu reagieren: besorgt oder verzweifelt, tröstend oder verärgert, besonnen oder hilflos, je nach Temperament, Charakter und Tagesform. Zumindest sind sich diese Eltern sicher, dass mit ihren Kindern etwas nicht stimmt, dass sie etwas tun müssen, um ihren Kindern zu helfen, mit den Angstgefühlen fertig zu werden.

Max

Seit dem Umzug in die Stadt besucht Max eine neue Schule. Er ist ein guter Schüler und ein freundlich aufgenommener Klassenkamerad. Es gefällt ihm gut in der neuen siebten Klasse, Mitschüler und Lehrer sind nett zu ihm und er merkt von Anfang an, dass ihm das Lernen leicht fällt und er rasch den Anschluss gefunden hat. Sein Schulweg ist zwar etwas länger als früher, aber Max hat sich schnell zurechtgefunden und kann sich auch hier bald gut orientieren. Seine Eltern sind stolz auf ihn und loben seine Zuverlässigkeit und Selbstständigkeit.

Aber Max hat ein großes Problem, von dem seine Mitschüler nichts wissen. Er fehlt öfter in der Schule und alle glauben, dass er krank sei. An manchen Tagen muss er früher nach Hause geschickt oder sogar abgeholt werden, weil er starke Bauchschmerzen bekommt, nicht selten weint er – scheinbar deswegen. Aber Max muss immer an sein Zuhause denken und dann kommen ihm die Tränen. Darum kann er an manchen Tagen früh gar nicht losgehen. Er schämt sich deswegen, weil er denkt, dass niemand einem 13-jährigen Jungen solches „Heimweh“ durchgehen lässt. Es ist schon vorgekommen, dass er zwar morgens aus dem Haus gegangen ist, aber auf dem halben Schulweg wieder kehrtgemacht hat, weil er seine Tränen nicht mehr stoppen konnte. Was soll er nur tun? Die geplante Klassenfahrt wird er wohl vorausschauend absagen müssen. Die Eltern von Max sind besorgt, aber sie haben großes Verständnis für ihren Sohn. Von zu Hause weg zu müssen, war für sie früher auch ein Problem ...

Kinder, die unter einer Phobie leiden, brauchen ärztliche Hilfe.

Wenn Kinder nicht in die Schule gehen können, obwohl dort keine wirklichen Angstauslöser für sie feststellbar sind, könnte es sich um eine andere Form der Schulverweigerung als die bisher betrachtete Schulangst handeln. Sie wird Schulphobie genannt und ist wesentlich durch Trennungsängste gekennzeichnet. Für Eltern, die nicht selbst Fachleute für psychische Störungen sind, ist die Abgrenzung zwischen Schulangst und Schulphobie nicht einfach, weil sich viele Anzeichen ähneln.

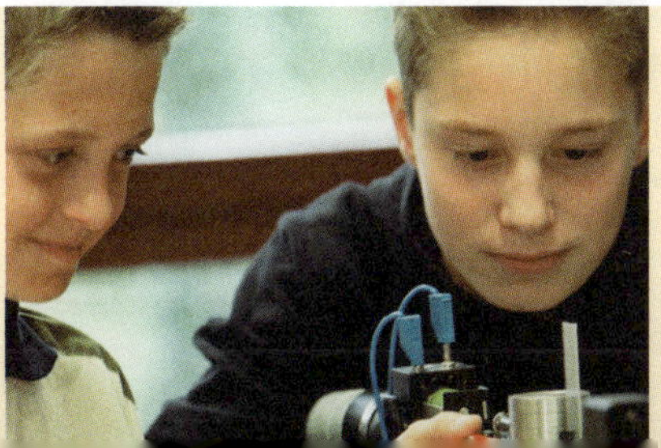

Jeder Erwachsene hat eigene Schulerfahrungen gesammelt und ist früher oder später zu der Erkenntnis gelangt, dass der Schulbesuch der Kinder kein Trauma sein soll oder muss. Also muss es auch Abhilfe geben!

In beiden Fällen können auffällige körperliche Beschwerden auftreten und die Kinder fehlen mit dem Wissen der Eltern häufig in der Schule. Ebenfalls können beide Formen je nach Schweregrad zu einem psychotherapeutischen Behandlungsbedarf (ambulant oder stationär, also krankgeschrieben in einer Klinik) führen. Im Vergleich beider Störungen überwiegen jedoch die körperlichen Symptome in Stärke und Vielfalt, die Behandlungsdauer und -intensität und die Fehlzeiten in der Schule bei den so genannten schulphobischen Kindern. Diese sind demnach stärker betroffen und bedürfen überwiegend fachgerechter Hilfe. Darum ist einerseits die frühzeitige genaue Diagnosestellung in diesen Fällen besonders wichtig für den Therapieerfolg. Andererseits muss trotzdem gründlich abgeklärt werden, ob die beklagten Beschwerden nicht doch auf eine organische Erkrankung des Kindes oder des Jugendlichen hinweisen.

Unter sozialer Phobie leiden zirka acht Prozent der Bevölkerung.

Während bei der Behandlung von Schulangst die Einbeziehung der Schule für einen schnelleren Anpassungsprozess sehr hilfreich sein kann, ist bei der Schulphobie in stärkerem Maße das familiäre Umfeld in die Behandlung einzubinden. Untersuchungen zeigen, dass Schulphobie-Patienten sich häufig durch eine besonders enge Bindung an ihre Mutter auszeichnen. Als ein Symptom der erschwerten Ablösung von der Herkunftsfamilie zeigt sich während der Schulzeit eben die Schulverweigerung. Durch die Behandlung lassen sich vor allem die unangenehmen körperlichen Begleiterscheinungen so weit verringern, dass die Schule erfolgreich abgeschlossen werden kann. Eine notwendige längerfristige Nachbetreuung kann aber gerade bei schulphobischen Kindern nicht ausgeschlossen werden, da die neurotische Schulverweigerung öfter Anzeichen einer umfassenderen psychiatrischen Erkrankung ist.

Trennungsängste als verursachende Störung bei Schulphobie gehören zu den sozialen Phobien, deren erste Anzeichen sich überwiegend bereits im Schulalter zeigen. Es handelt sich dabei nicht um bloße Schüchternheit, sondern um schwerwiegende Ängste, von anderen Menschen negativ beurteilt zu werden, und um damit

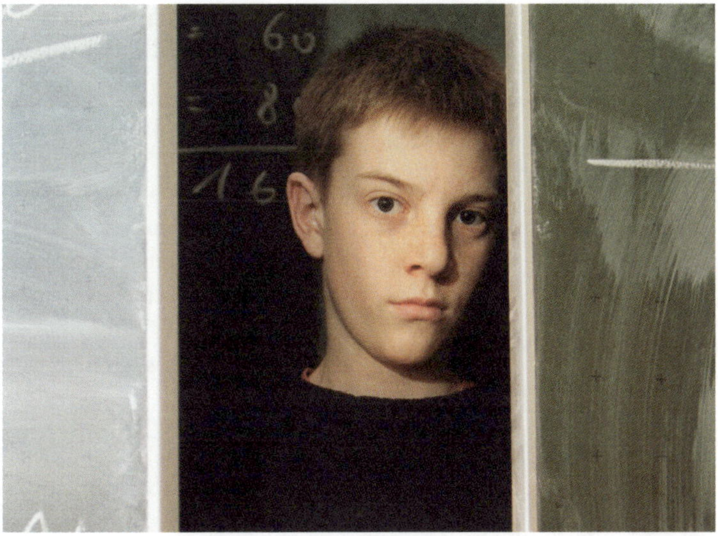

◀ Auch Kinder können Depressionen haben.

verbundene massive körperliche Beschwerden. Um diese zu vermeiden, ziehen sich die Patienten von sozialen Kontakten immer mehr zurück, vernachlässigen Ausbildung und Beruf und erkranken bei fehlender Behandlung meist an weiteren seelischen Erkrankungen (zum Beispiel Depressionen). Die moderne Medizin verfügt über erfolgreiche Behandlungsmethoden dagegen und Psychotherapie kann ebenfalls wirksam angewendet werden.

Hilfen für betroffene Familien

Wenn Sie als Eltern oder Angehörige, als Lehrer oder Erzieher mit Verhaltensweisen von Kindern oder Jugendlichen konfrontiert werden, die darauf hinauslaufen, häufig oder zunehmend der Ausbildung fernzubleiben, so wenden Sie sich bitte so früh wie möglich an Fachleute. Die rechtzeitige Erkennung der jeweils vorliegenden Art von Schulvermeidung ist die Voraussetzung für eine erfolgreiche Beseitigung dieses verhängnisvollen Verhaltens, das zu nachhaltigen Folgen in der Entwicklung und schwerwiegenden

Tipp

Zur Beratung der Schule sollte auf den Schulpsychologen nicht verzichtet werden. Durch einen angemessenen Umgang mit einem schulphobischen Kind kann die nachträgliche Ausbildung von Schulangst vermieden werden und bei vorliegender Schulangst kommt der Beratung der unterrichtenden Lehrer ohnehin eine wichtige Bedeutung zu.

Einschnitten im Lebenslauf des Kindes führen kann. Eltern sind gut beraten, körperliche Beschwerden ihrer Kinder umgehend dem Hausarzt vorzustellen, sich erforderlichenfalls zu Spezialisten zu begeben und einen möglichst engen und auch vertrauensvollen Kontakt zur Schule zu halten.

Wenn eine Schulphobie festgestellt ist, benötigen Sie für Ihr Kind ebenso wie für sich selbst und Ihre Familie psychiatrische, also fachärztliche und/oder psychotherapeutische Hilfe. Da es sich dabei um eine komplexe Störung handelt, darf sich das Behandlungskonzept auch nicht allein auf die Beseitigung der Schulverweigerung richten. Je umfassender Ihr Kind als Ganzes (Körper und Seele) und sein gesamtes Umfeld in die Behandlung eingebunden und einbezogen werden, desto mehr Vertrauen können Sie in die Ihnen vorgeschlagenen Maßnahmen setzen. Stationäre oder teilstationäre Behandlung in der Kinder- und Jugendpsychiatrie liegen dabei ebenso im Bereich dessen, was Sie in Betracht ziehen sollten, wie auch zum Beispiel familientherapeutische Behandlungsvorschläge aufzunehmen. Bei einer Störung wie der Schulphobie ist Ihr Kind (anders als zum Beispiel bei einem Leistenbruch) ganz besonders auf Ihre Mitarbeit bei der Heilung angewiesen.

Max sollte sich mit seinen Eltern bei einem Psychotherapeuten für Kinder und Jugendliche vorstellen. Empfehlenswert wäre in seinem Fall zum Beispiel eine Praxis, die systemische Familientherapie anbietet.

Systemische Beratung und Therapie beschäftigt sich höchst erfolgreich mit dem gesamten Umfeld des Patienten (System), das am Zustandekommen und an der Aufrechterhaltung der Beschwerden beteiligt ist. Während eine völlig neue Sichtweise des Problems erarbeitet wird, eröffnen sich neue Handlungsmöglichkeiten für alle Beteiligten, welche schließlich die Veränderung der Situation der Familie bewirken. Belastende Symptome verschwinden, weil sie überflüssig werden und ihre vorherige Bedeutung verlieren.

Was ist systemische Beratung und Therapie?

Diese Therapiemethode heißt systemisch, weil der Klient mit seiner gesamten Umgebung ein System bildet, in dem alles mit allem zusammenhängt. Eine kleine Veränderung (zum Beispiel im Verhalten einer Person) kann das ganze System verändern. Einen Stein anstoßen und damit eine Lawine ins Rollen bringen, das ist das Erfolgsgeheimnis der Methode. Sie hält sich nicht lange mit der Ursachenforschung auf, sondern wendet sich rasch der Veränderung einer belastenden Situation zu.

Eine Verhaltensänderung kann beispielsweise erreicht werden, indem man ein Problem mit neuem Blick betrachtet. Jeder Mensch hat seine ganz eigene Sicht auf sich selbst, seine Umgebung und die Welt. Die Welt, wie er sie wahrnimmt, ist somit seine eigene Konstruktion. Auch die Probleme, die er sieht, sind von ihm selbst konstruiert. Ein anderer Mensch hat auf eine bestimmte Situation einen anderen Blickwinkel und kommt so zu einem ganz anderen (jedoch für ihn nicht weniger wahren) Bild. Was für den einen als Problem erscheint, muss aus der Sicht des anderen also kein Problem sein.

Ziel einer systemischen Beratung ist es, den Patienten zu veranlassen, seinen Blickwinkel zu ändern. Das kann zum Beispiel dadurch geschehen, dass er die Sicht anderer Personen auf sein Problem erfährt. Der Berater stellt zudem ungewöhnliche Fragen, über die der Ratsuchende noch nicht nachgedacht hat. Er muss dadurch sein Bild neu konstruieren.

Es kann hilfreich sein, ein Problem mit „anderen Augen" zu sehen.

Die Beratung ist also ein Prozess, in dem der Patient seine Problemsicht verändert. In einem nächsten Schritt legt der Ratsuchende fest, was er erreichen möchte, und entwickelt Schritte auf sein Ziel zu. So konstruiert er sich die für ihn passende Lösung selbst. Der Berater leitet ihn durch seine Fragen dazu an.

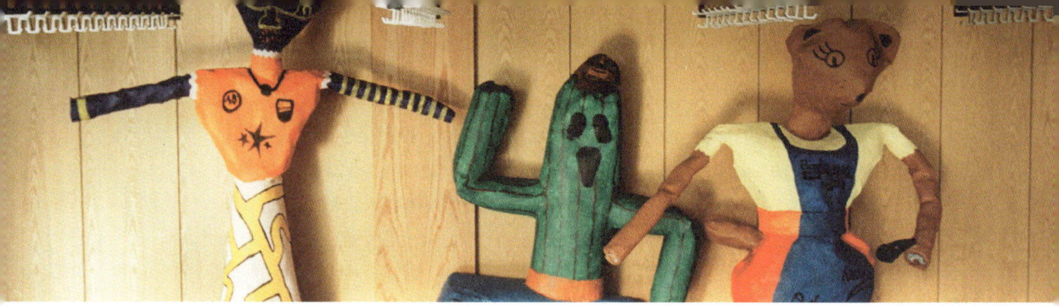

Wenn Kinder gar nicht in der Schule ankommen

Schulverweigerung kann viele Gesichter haben. Nicht immer bemerken Eltern sofort, dass ihre Kinder ein Problem haben.

Paul

Die Eltern von Paul erleben keine Schulverweigerung. Ihr Sohn besucht die vierte Klasse, verlässt jeden Morgen widerstandslos das Haus und erscheint nach dem Unterricht pünktlich zurück. Er ist ein eher stiller Junge, der von sich aus kaum etwas von der Schule erzählt. Seine Mutter muss ihn regelrecht ausfragen, um überhaupt etwas darüber zu erfahren, was sich in der Schule zugetragen hat. Paul fühlt sich deswegen genervt und zieht sich – zuweilen unter Protest – in sein Zimmer zurück. Manchmal reagiert er richtig ungehalten. Pauls Eltern sind froh, dass selten jemand dabei ist, wenn ihr Sprössling bei solchen Gelegenheiten wieder einmal frech und pampig wird. Die Großeltern würden nur den Kopf schütteln und ihnen selbst die Schuld geben. Sie hätten ihm einfach zu viel durchgehen lassen und so weiter.
Pauls Vater findet es nicht sonderlich Besorgnis erregend, dass sein Sohn ziemlich verschlossen ist. Er sei als Schüler genauso gewesen und im Übrigen findet er die ewige Fragerei seiner Frau auch anstrengend. Er habe seine Probleme stets allein gelöst, dazu gehörte auch die Schule. Er ist auch heute der Ansicht, dass seine Probleme niemand anders etwas angehen, solange er damit fertig wird. Paul

gerate wohl einfach nach ihm, das sei alles. Alles schien so weit in Ordnung bis zu dem Tag, als der Brief von der Klassenlehrerin eintraf. „Es tut mir Leid, Ihnen mitteilen zu müssen, ...“, begann er gleich nach der Anrede und die Mutter legte ihn halb resignierend, halb mit dem Gefühl „ich hab mir doch gedacht, dass etwas mit Paul nicht stimmt“ auf den Platz des Vaters. Der las nachdenklich: „... dass Paul immer häufiger die Schule schwänzt. Es hat ganz harmlos angefangen mit der einen oder anderen Stunde am Ende eines Schultages. Er hatte immer irgendeine glaubhafte Erklärung und versprach stets, die Entschuldigung dafür noch vorzulegen. Dann hatte er sie vergessen oder verloren. Nun hat Paul in diesem Monat schon 20 unentschuldigte Fehlstunden und ich mache mir langsam Sorgen, ob Sie davon überhaupt unterrichtet sind. Bitte rufen Sie mich abends zwischen 19 und 20 Uhr zurück, damit wir uns kurz verständigen können ...“

Nach dem Abendessen, bei dem Paul schwieg wie immer, nahm der Vater nicht wie sonst die Zeitung in die Hand, sondern sah seinen Sohn lange wortlos an. Dann sagte er: „Wir müssen uns unterhalten. Was ist eigentlich los mit dir, mein Junge?“

Auch Schüler, die nicht viel von sich selbst erzählen, können große Probleme haben.

Was ist Schuleschwänzen?

Unter Schulbummelei oder auch Schuleschwänzen ist das heimliche Fernbleiben eines Schülers oder einer Schülerin vom Unterricht zu verstehen. Es findet ohne Wissen oder Einverständnis der Eltern und folglich auch ohne deren echte Entschuldigung stunden- oder tageweise statt. Die betreffenden Kinder haben keine Angst vor der Schule oder ihren Begleiterscheinungen und leiden deshalb auch kaum unter körperlichen Angstsymptomen. Eher sind Gewissensbisse oder begründete Furcht vor den abzusehenden Konsequenzen zu erwarten, denn Schulschwänzer wissen meistens sehr genau, dass sie mit ihrem Verhalten gegen allgemein anerkannte Normen verstoßen. Insofern ist Schuleschwänzen als so genanntes dissoziales, bereits leicht delinquentes (straffälliges)

Ist der Kontakt ▶ zwischen Eltern und Lehrern gut, kommt ein Fehlverhalten schneller an den Tag.

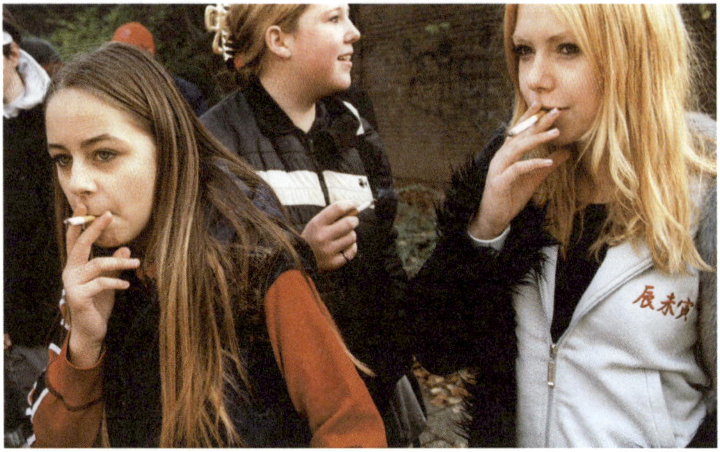

Verhalten einzuordnen. Bei einem gut funktionierenden Informationsaustausch zwischen Schule und Elternhaus kann der Regelverstoß rasch aufgedeckt werden, ehe es zu umfangreichen Unterrichtsversäumnissen kommt, welche der Schüler dann nicht mehr ohne weiteres aufzuholen vermag. Je kürzer die entstandenen Fehlzeiten und je schneller die pädagogische Reaktion erfolgen kann, desto größer ist die Chance, dass sich Schulbummelei nicht zu einer hartnäckigen und kaum noch beeinflussbaren Gewohnheit entwickelt. Diese wird ansonsten stabilisiert und aufrechterhalten durch positive Erfahrungen, die der Schüler anstelle von Schulbesuch gewinnt. Der Ausgangspunkt des Schwänzens ist einerseits oft Schulunlust oder Schulmüdigkeit, andererseits Neugier oder die Attraktivität eines alternativen Angebots (Abenteuer, Erfahrung der Grenzüberschreitung, Reiz des Verbotenen). Nicht selten werden Schüler anfangs von „erfahrenen" Schuleschwänzern zum Mitmachen verleitet, wenn diese in ihren Augen Leitbilder oder Identifikationsfiguren darstellen. Ehe nun deren Einfluss und Sogwirkung stärker wird als die Bindung an ein von schulischen Maßstäben geprägtes Wertesystem und als die Verankerung in Klassengemeinschaft und Familie, sollten wir uns fragen, welchen Bedürfnissen unserer Kinder wir wahrscheinlich bisher zu wenig Beachtung geschenkt haben.

Alles, was Recht ist

In allen deutschen Bundesländern ist die Pflicht zum Schulbesuch ebenso gesetzlich verankert wie das Recht auf Bildung. Für die Erfüllung der Vollzeitschulpflicht und der sich daran anschließenden Berufsschulpflicht sind die Personensorgeberechtigten – meist also die Eltern – voll verantwortlich, sie können im Falle der vorsätzlichen oder fahrlässigen Pflichtverletzung von den entsprechenden Ordnungsbehörden zur Verantwortung gezogen werden. Derartige Verstöße werden als Ordnungswidrigkeiten eingestuft, die zum Beispiel mit einer Geldbuße geahndet werden können. Zur abgestuften Reaktion auf Regelverstöße verschiedenen Schweregrades gibt es Kataloge von Erziehungs- und Ordnungsmaßnahmen sowie Vorschriften, wann diese jeweils von wem zur Anwendung zu bringen sind. Die Kultus- bzw. Bildungsministerien der Länder erlassen in ihrem Regierungsbereich Grundsätze und Durchführungsbestimmungen zum Umgang mit der Schulpflicht und ermächtigen ihre Behörden zu deren Durchsetzung.

Eltern sind für die Erfüllung der Schulpflicht ihrer Kinder verantwortlich.

Eltern haben nicht nur die Pflicht, für den kontinuierlichen Schulbesuch ihrer Kinder Sorge zu tragen, sondern auch das Recht, Hilfe bei der Erziehung ihrer Kinder zur Pflichterfüllung in Anspruch zu nehmen. Diese kann bei den Jugendämtern beantragt werden. Der erste und wichtigste Ansprechpartner bei Schulverweigerung ist und bleibt für die Eltern die Schule, in der ihr Kind angemeldet wurde (ansonsten die untere Schulaufsichtsbehörde). Sie berät mit den Eltern, was bei Schulangst oder Schulphobie unternommen werden kann, was beim unentschuldigten Fernbleiben geboten ist. Von der Schule können Eltern auch weiterführende Unterstützung vermittelt bekommen (Beratungsstellen).

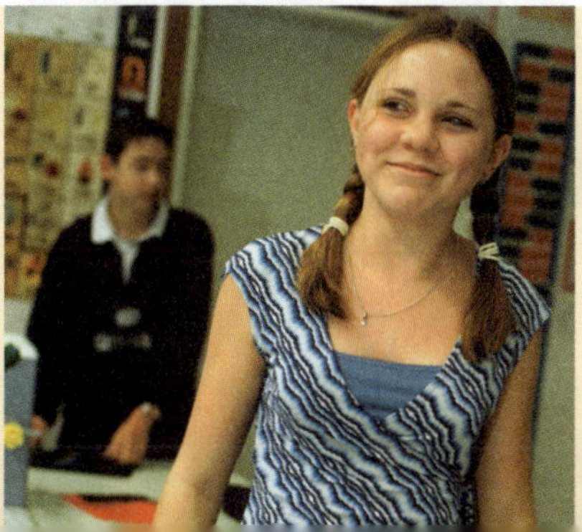

In einem demokratischen Rechtsstaat steht die Hilfe zur Pflichterfüllung vor der Strafe bei Pflichtverletzung.

Schüler, die eine stationäre Therapie benötigen, werden für deren Dauer von der Pflicht zum Schulbesuch befreit, ebenso wie bei Aufenthalten in Kliniken oder Justizvollzugsanstalten, wo die Unterrichtung in angemessener Form fortgesetzt wird, um mögliche Schulabschlüsse nicht zu gefährden.

Wie kann es mit Paul weitergehen?

Pauls Eltern waren im ersten Moment sehr enttäuscht von ihrem Sohn. Sie haben lange überlegt, ob sie ihn bestrafen sollten, um ihm zu zeigen, dass sie so etwas nie wieder von ihm erleben wollen. Sie hielten es dann aber doch für eine bessere Idee, den entstandenen „Graben" fehlenden Vertrauens zwischen ihnen dadurch nicht noch weiter zu vertiefen. Natürlich hat ihr Junge etwas falsch gemacht und die Schule wird dafür auch eine angemessene Erziehungsmaßnahme erwägen. Schließlich hat Paul durch eigene Schuld eine Menge versäumt, das er nacharbeiten muss, und er hat die Lehrerin belogen. Aber die Eltern sind in erster Linie traurig, weil Paul sie bewusst getäuscht hat und ihr Vertrauensverhältnis erschüttert ist. Darüber wollen sie mit ihm sprechen.

Häufig steckt ein ernstes Problem hinter dem Schuleschwänzen.

In einer guten Klassengemeinschaft fällt auf, ob jemand schwänzt.

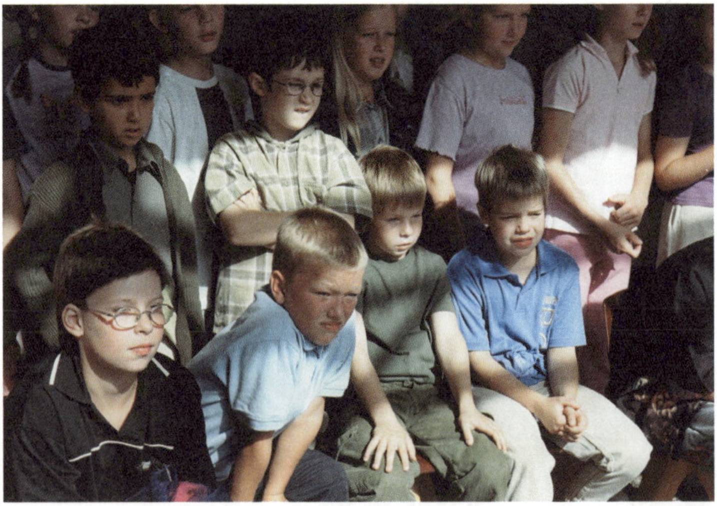

Es hat in solch einer Situation keinen Sinn, dem Kind Vorwürfe zu machen, denn was geschehen ist, ist geschehen. Wichtig ist jetzt ganz allein, Schulbummelei für die Zukunft auszuschließen, und dazu müssen die Eltern erfahren, wodurch es überhaupt so weit kommen konnte.

Es ist ratsam, eine Gelegenheit zu schaffen, wo Paul ohne Angst vor Strafe und ohne Bedrohung erzählen kann, was in ihm vorgegangen ist, wer oder was ihn dazu gebracht hat, die Schule heimlich zu verlassen, und was er während seiner Abwesenheit getan hat. Eventuell stellt sich ja doch noch eine bisher verdeckt gebliebene Angst auslösende Schulsituation heraus, sodass dann von Schulbummelei keine Rede mehr sein kann, oder eine „Mutprobe" durch eine schulferne Clique steckt dahinter oder eine Erpressung durch fremde Jugendliche oder Erwachsene oder, oder ... Vor allem muss Paul von seinen Eltern hören, dass es nichts auf der Welt gibt, das er ihnen nicht gefahrlos „beichten" könnte. Sie sollten ihm glaubhaft versichern, dass sie hundertprozentig zu ihm stehen werden, gleich, was er auch angestellt hat. Und sie sollten ihm klar machen, dass nur sie ihm wirklich helfen wollen, auch ohne jede Gegenleistung – ganz im Gegensatz zu den meisten anderen selbst ernannten „Rettern" in Gestalt von Sekten, Cliquen, Gangs und Psychogruppen. Wenn sich herausstellt, dass Paul freiwillig und ohne äußeren Druck der Schule ferngeblieben ist, geht es darum, was ihn innerlich weggezogen oder fortgetrieben hat. Welche Bedürfnisse erschienen ihm so unaufschiebbar?

Tipp

Es hat sich als günstiger und hilfreicher erwiesen, Fragen nach den Beweggründen des Kindes nicht mit „Warum?" zu beginnen. Darauf erhält man selten eine Antwort, weil niemand sich selbst gern in ein schlechtes Licht setzt. Sinnvoller ist die Frage nach dem „Wozu?". Sie lenkt den Blick auf das, was das Kind statt Schule vorhatte, und davon kann man ohne Gesichtsverlust berichten. Ein solches Gespräch wird zwangsläufig sehr persönlich und setzt viel gegenseitiges Vertrauen voraus. Es sollte von der Person gesucht werden, die ein solches Verhältnis zum Kind bereits hat, und das kann in Ausnahmefällen durchaus auch die Oma, der ältere Bruder, der Trainer oder die Klassenlehrerin sein.

Seien Sie konsequent, wenn sich das Fehlverhalten immer wieder wiederholt.

Ein Kind – besonders ein jüngeres Schulkind wie Paul – braucht die Gewissheit, dass es seinen Fehler einsehen und wieder gutmachen kann, dass es jetzt nicht verachtet und ausgegrenzt wird, sondern dass es sich durch künftiges normgerechtes Verhalten bewähren und rehabilitieren kann und dass nun alles wieder gut ist. Mit älteren, wiederholt wegen Schulbummelei gemaßregelten Schülern sollte man strenger ins Gericht gehen. Auch sie benötigen die Chance zur Bewährung, aber sie sollten sie sich erarbeiten müssen. So können bereits als Gewohnheitsrecht angesehene „Privilegien" der Freizügigkeit und Kontrolllosigkeit zeitweilig zurückgenommen werden. Es könnte eine – sogar schriftlich fixierte – Vereinbarung mit ihnen getroffen werden, welches Verhalten von ihnen für einen festgesetzten „Bewährungszeitraum" erwartet wird, um bestimmte frühere Vorzugsrechte zurückzuerhalten, so dass dann ebenfalls alles wieder gut wird. Die Wirksamkeit solcher abgestufter Sanktionen beruht auf der schrittweisen Übertragung von mehr Eigenverantwortung für ihr Verhalten auf die Heranwachsenden selbst. Als Volljährige stehen sie dem Gesetz schließlich völlig eigenverantwortlich gegenüber und darauf sollten sie allmählich vorbereitet werden.

Wenn im vertraulichen Gespräch zwischen Paul und seinen Eltern endlich alles gesagt ist, gehört der berühmte „Schwamm" über die Geschichte. Dann kann man beruhigt gemeinsam nach vorn sehen, die zu erwartende Bestrafung durch die Schule gemeinsam gefasst ertragen, Hilfestellung beim Nacharbeiten des Versäumten anbieten und zur Tagesordnung übergehen.
Es ist verständlich, wenn Eltern sich künftig gern besser absichern möchten, dass ihnen so etwas nicht so bald wieder passiert. Aber wenn sie dem Bedürfnis nachgeben wollen, ihr Kind noch eine Zeitlang ab und zu genauer zu kontrollieren, in der Schule nachzufragen, ob alles normal läuft, dann sollten sie sich auch einmal in die Lage ihres Kindes versetzen. Würde es den zurückhaltenden Paul nicht kränken, der versprochen hat, keine Stunde mehr unentschuldigt zu fehlen, wenn man seinem Wort nicht wieder traut?

Darum ist es ratsam, Kontrolle diskret auszuüben und Misstrauen nicht offen zu demonstrieren. Sonst würde das gerade aufkeimende Vertrauen gleich wieder erstickt werden und eine große Chance wäre verpasst.

Die regelmäßige Kommunikation mit den eigenen Kindern ist die einzige Möglichkeit, Entwicklungen in Richtung des bewussten Fehlverhaltens (wie es das Schuleschwänzen nun einmal darstellt) rechtzeitig zu erahnen und vorausschauend Vorkehrungen zu treffen. Dazu gehören klare Absprachen mit der Schule, die festlegen, wie im Falle von Abwesenheit eines Schülers zu verfahren ist. Nicht selten lassen sich Lehrer von Schülern viel zu lange „hinhalten". Sie glauben ihren Versprechungen, Entschuldigungen nachträglich vorzulegen, oder nehmen Ausreden für fehlende schriftliche Entschuldigungen hin. Ebenso lassen auch Eltern es manchmal an der nötigen Konsequenz fehlen. Wenn Kinder nicht in die Schule gehen, aber auch keine Angaben dazu machen, wo sie stattdessen gewesen sind, darf man nicht einfach zur Tagesordnung übergehen. Es kann auch nicht tage- und wochenlang so bleiben, dass Eltern gar nicht wissen, wo ihre Kinder sich überhaupt aufhalten, und unbesehen darauf vertrauen, dass sie allein klarkommen (auch nicht, wenn die Kinder das behaupten). Kinder schlussfolgern daraus ein gewisses Desinteresse ihrer Eltern und leiten fälschlicherweise für sich daraus das Recht ab, zu tun, was sie wollen. Dem beschriebenen Fehlverhalten und den sich nicht selten anschließenden Delikten von Schülern können wir nur durch regelmäßiges Interesse für ihre Sorgen, Probleme und Schwierigkeiten sowie durch alters- und entwicklungsangemessene Kontrolle ihres Verhaltens und durch Konsequenz bei von uns zu ihrem Wohl erhobenen Regeln begegnen.
Zunächst ist es wichtig, tägliche Gelegenheiten zum Gespräch, zum Gedankenaustausch und zur familiären Begegnung überhaupt zu organisieren, unabhängig davon, ob Eltern berufstätig oder arbeitslos sind. Manchmal müssen auch andere Personen zur Unterstützung herangezogen werden (zum Beispiel Großeltern) oder es ist nötig, seinen Tagesablauf umzuplanen (zum Beispiel

morgens mit den Kindern aufzustehen) und sich dem Schulalltag der Kinder anzupassen. Vergessen Sie nicht: bis die Kinder volljährig sind (und die meisten auch noch darüber hinaus) brauchen sie noch bei vielen Dingen unseren Rat und unsere Hilfe. Ein wesentlicher inhaltlicher Punkt in den täglichen Gesprächen mit schulpflichtigen Kindern ist und bleibt die Motivation für die Schule.

Kinder benötigen jeden Tag einen Ansprechpartner.

Denn es ist ja gerade die fehlende Schulmotivation, die häufig zum Schwänzen führt. Deshalb ist es lohnenswert und notwendig, den Kindern einen Grund für den Schulbesuch zu vermitteln, solange sie selbst noch keinen für sich gefunden haben. Leider lehrt die Erfahrung aus der Beratungspraxis, dass Eltern ihre Bedeutung für die Schulmotivation oft unterschätzen und erwarten, dass andere (vorzugsweise der Lehrer, die Lehrerin) ihr Kind für das Lernen begeistern. Aber die Lehrer allein können das nicht schaffen. Denn ein Schulanfänger lernt zuallererst für die Eltern, die sich über seine Fortschritte freuen, später dann für die Lehrer, die ihn loben und anspornen. Erst sehr viel später lernt ein Schüler für sich selbst, für seine berufliche Zukunft und für Menschen, deren Wohl ihm am Herzen liegt. Bis dahin können die eltern ihm helfen, eine Motivation für den täglichen Schulalltag zu finden.

Sie können Ihr Kind nachhaltig unterstützen, wenn Sie ihm helfen, jeden Tag etwas ganz Persönliches zu finden, worauf es sich in der Schule freuen kann. Das kann ein Unterrichtsfach sein, das es gut kann; ein Lehrer oder eine Lehrerin, den oder die es besonders mag; eine Leistung, die ihm heute gut gelingen wird; ein Gruppenvorhaben, auf das es sich zu freuen lohnt oder einfach eine unerwartete positive Überraschung (wie sie jeder Schultag bereithalten sollte). Sprechen Sie mit Ihrem Kind auch darüber, was es befürchtet und wie es selbst dazu beitragen kann, Unangenehmes zu mildern, umzubewerten, abzuwenden oder gefasst zu ertragen. So tragen Sie täglich dazu bei, dass Ihr Kind eines Tages in der Lage ist, sich selbst für die Dinge zu motivieren, die notwendig und unumgänglich sind. Sie selbst schaffen es schließlich auch, sich für Ihre Pflichten zu motivieren. Sprechen Sie über Ihre eigenen Erfahrungen und lassen Sie Ihre Kinder daran teilhaben.

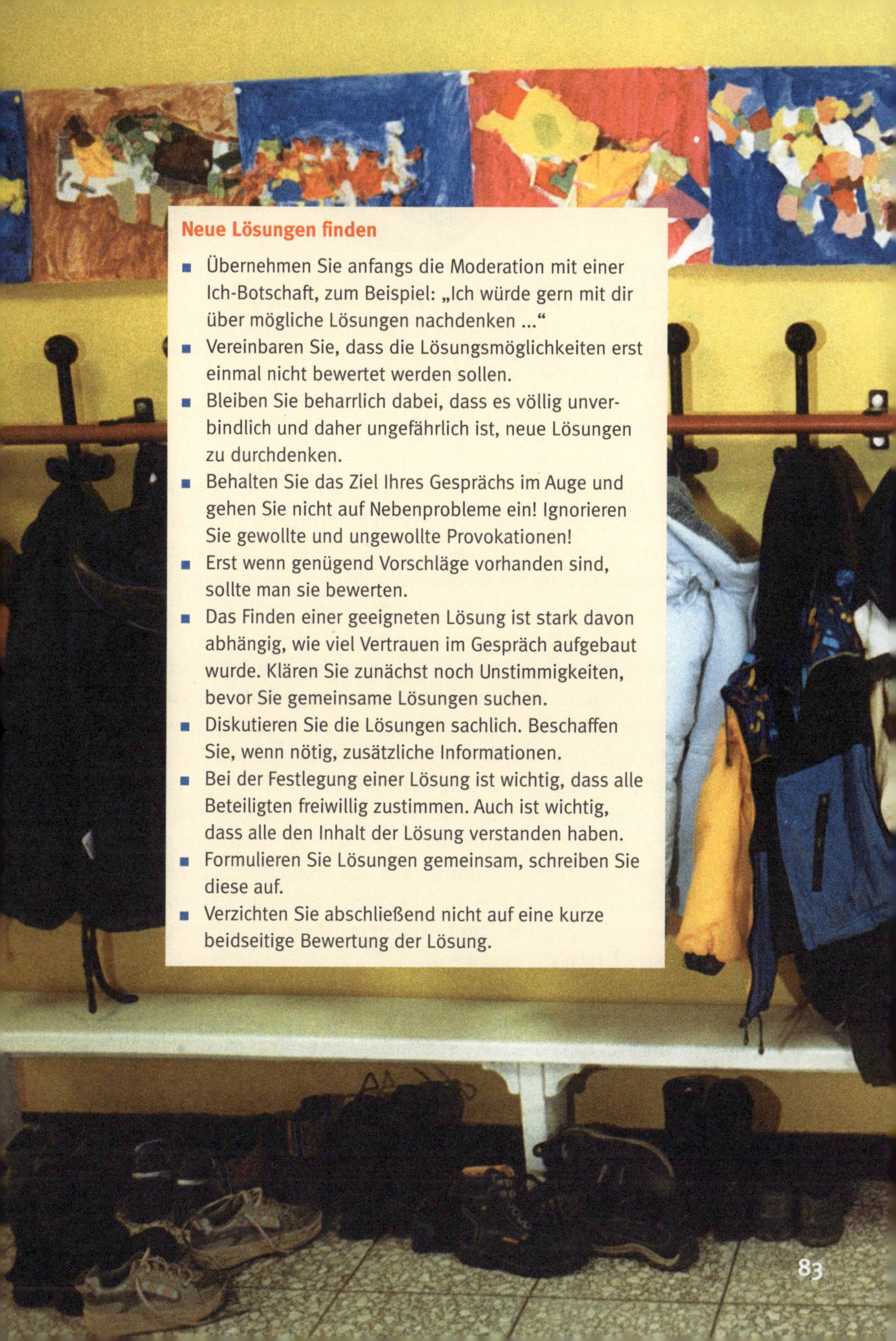

Neue Lösungen finden

- Übernehmen Sie anfangs die Moderation mit einer Ich-Botschaft, zum Beispiel: „Ich würde gern mit dir über mögliche Lösungen nachdenken ...“
- Vereinbaren Sie, dass die Lösungsmöglichkeiten erst einmal nicht bewertet werden sollen.
- Bleiben Sie beharrlich dabei, dass es völlig unverbindlich und daher ungefährlich ist, neue Lösungen zu durchdenken.
- Behalten Sie das Ziel Ihres Gesprächs im Auge und gehen Sie nicht auf Nebenprobleme ein! Ignorieren Sie gewollte und ungewollte Provokationen!
- Erst wenn genügend Vorschläge vorhanden sind, sollte man sie bewerten.
- Das Finden einer geeigneten Lösung ist stark davon abhängig, wie viel Vertrauen im Gespräch aufgebaut wurde. Klären Sie zunächst noch Unstimmigkeiten, bevor Sie gemeinsame Lösungen suchen.
- Diskutieren Sie die Lösungen sachlich. Beschaffen Sie, wenn nötig, zusätzliche Informationen.
- Bei der Festlegung einer Lösung ist wichtig, dass alle Beteiligten freiwillig zustimmen. Auch ist wichtig, dass alle den Inhalt der Lösung verstanden haben.
- Formulieren Sie Lösungen gemeinsam, schreiben Sie diese auf.
- Verzichten Sie abschließend nicht auf eine kurze beidseitige Bewertung der Lösung.

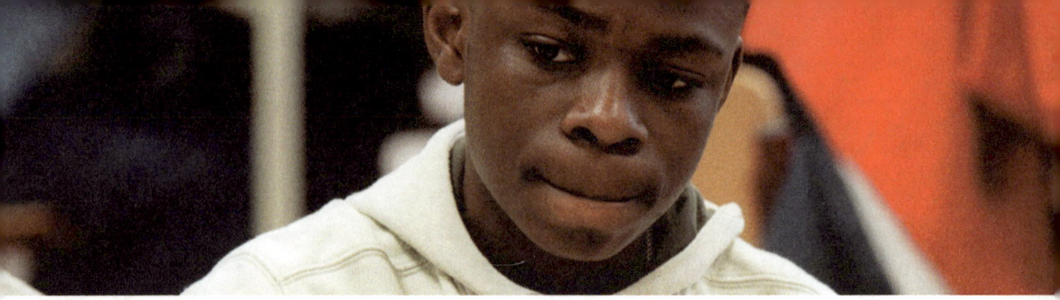

Signale frühzeitig deuten lernen

Schulverweigerung, Schulvermeidung und unentschuldigtes Fernbleiben von der Schule sind ernst zu nehmende Signale unserer Kinder. Sie sollten uns auf jene Probleme aufmerksam werden lassen, die unsere Kinder dazu bringen, zu diesem Verhalten zu greifen. Und wenn diese Probleme sogar schon bekannt sind, so zeigt uns das Verhalten der Kinder, dass sie sie allein nicht lösen können und unsere Hilfe benötigen. Ich habe mich bemüht zu beleuchten, in welchem Zusammenhang Schule mit Angst stehen kann, wann man von Schulangst sprechen sollte und welche sonstigen Gründe Schüler von der Schule fern halten könnten.
Es gibt aber noch andere Formen der Schulverweigerung, die selten oder nie dazu führen, dass sie zum „Fall" in einer Beratungsstelle oder therapeutischen Praxis werden, die jedoch trotzdem einen ungünstigen Einfluss auf die Entwicklung der betroffenen Schüler haben. Gemeint sind die so genannte „Schulmüdigkeit" und die „passive Schulverweigerung". Beide müssen nichts mit Schulangst zu tun haben.
Der Begriff „Schulmüdigkeit" soll eine Einstellung beschreiben, die durch sichtbares Desinteresse, Unlustgefühle oder (demonstrative) Langeweile geprägt ist. Sie kann, aber sie muss nicht zum Fernbleiben von der Schule führen. Sie hat aber eine geringe Aufmerksamkeit und Mitarbeitsbereitschaft zur Folge, führt zur Leistungsverschlechterung und verdient deshalb unsere stärkere Be-

achtung. Tritt sie gegen Ende der Pflichtschulzeit auf, führt sie häufig früher oder später zu einer (offiziellen) vorzeitigen Beendigung des Schulbesuchs und zur Übernahme in Maßnahmen der Jugendhilfe, die die Jugendlichen auf anderem Wege auf das Arbeitsleben vorbereiten sollen. Bei hartnäckiger Schulmüdigkeit ist eigentlich immer Erziehungshilfe angebracht, umso dringender, je jünger das betroffene Kind ist.

Unter passiver Schulverweigerung ist ein ebenfalls folgenschweres Verhalten von Schülern zu verstehen, die zwar regelmäßig körperlich im Unterricht anwesend sind, aber geistig unbeteiligt bleiben (Abschalten, Träumen). Meist müssen (leider) erst auffällige Fehlverhaltensweisen („aktive Schulverweigerung“) hinzutreten, wie demonstratives Desinteresse und provokante Unterrichtsstörung (oder eben „Schwänzen“), ehe deren Ursachen nachgeforscht wird. Das ist auf jeden Fall ratsam, um mögliche verdeckte Ängste, chronische Konfliktlagen (das bedeutet: Dauerprobleme) der Schüler, körperliche Krankheiten oder unerkannte psychische Störungen herauszufinden und richtig darauf reagieren zu können.

Wenn ein Schüler sich innerlich vom Unterricht distanziert, ist das häufig ein Warnsignal.

Sowohl die aktive als auch die passive Schulverweigerung können durch jenes Phänomen verursacht werden, das umgangssprachlich als „Null Bock“ bezeichnet wird. Mit Schulangst hat das nichts zu tun. Vielmehr fehlt die Motivation, das eigene Leben selbst in die Hand zu nehmen und gesteckte Ziele durch eigene Leistung zu erreichen. Davon betroffen können gleichermaßen verwöhnte wie desillusionierte (entmutigte) Schüler sein. Die einen glauben, dass sie reiche Erben sein werden und nie für ihren Lebensunterhalt arbeiten müssen. Die anderen haben keine Hoffnung mehr darauf, einen Ausbildungsplatz oder eine Arbeit zu finden, und sehen deshalb keinen Sinn in schulischen Anstrengungen. Beiden Schülergruppen muss man helfen, einen Grund für Lernanstrengungen zu konstruieren.

Jeder Mensch braucht für seine Aktivitäten eine Perspektive, ein Ziel und damit ein Motiv. Eltern sind in der besten Position, mit ihren Kindern Ziele zu erarbeiten und dadurch deren Kräfte für die Schule zu mobilisieren. Vermitteln Sie Ihren Kindern einen

Grund, für den es sich zu lernen lohnt! Wenn Kinder allein keinen finden, ist nicht nur allgemein die Gesellschaft oder der Zeitgeist Schuld. Um ihren Platz im Leben zu finden, brauchen Kinder Hilfe, Gespräche und Unterstützung. Der wichtigste Partner sind dabei Sie.

Neben den täglichen Gesprächen mit Ihren Kindern ist es unverzichtbar, auch regelmäßig Gespräche mit anderen Erwachsenen über Ihre Kinder zu führen. Das entlastet und baut auf. Nicht alle Probleme mit den Heranwachsenden lassen sich im direkten Kontakt mit ihnen bewältigen. Vielfach sind unsere Kinder darauf angewiesen und vertrauen darauf, dass wir sie von Sorgen befreien, die sie nicht zu tragen vermögen. Von uns wird erwartet, dass wir das können.

Aber auch unsere Kräfte sind begrenzt, auch wir brauchen zuweilen eine Stütze. Lassen Sie sich aber bitte nicht dazu verleiten, Ihr Kind (sei es auch noch so vernünftig und verständig) als Gesprächspartner für Ihre Probleme zu betrachten. Suchen Sie sich bewusst erwachsene Ansprechpartner. Das können Freunde und Verwandte oder auch professionelle Berater und Therapeuten sein. Sie können sich glücklich schätzen, wenn Sie einen festen Partner oder eine feste Partnerin haben, der oder die alle Probleme des Lebens mit Ihnen teilt. Aber auch als allein erziehender Elternteil brauchen Sie den Austausch mit Erwachsenen, die in der Lage sind, Ihren Blickwinkel zu erweitern, Ihnen Lasten und Verantwortung abzunehmen und die über genügend Lebenserfahrung verfügen, um Ihr Verhalten kritisch beurteilen zu können. Geben Sie es also nicht auf, nach solchen Gesprächspartnern zu suchen, denn Sie helfen damit nicht nur sich selbst, sondern auch Ihren Kindern.

Nur, wenn es Ihnen gut geht, können Sie Ihr Kind langfristig unterstützen

Gerade dann, wenn der Alltag sehr belastend ist, sollten Sie versuchen, sich einen Ausgleich zu schaffen. Sie sind mit Ihrer ganzen Energie gefordert. Erlauben Sie sich selbst, neue Kraftreserven aufzubauen. Nichts wäre schlimmer, als dass auch Sie selbst in eine „Null-Bock"-Haltung verfallen. Tun Sie sich etwas Gutes, beugen Sie Überforderung vor.

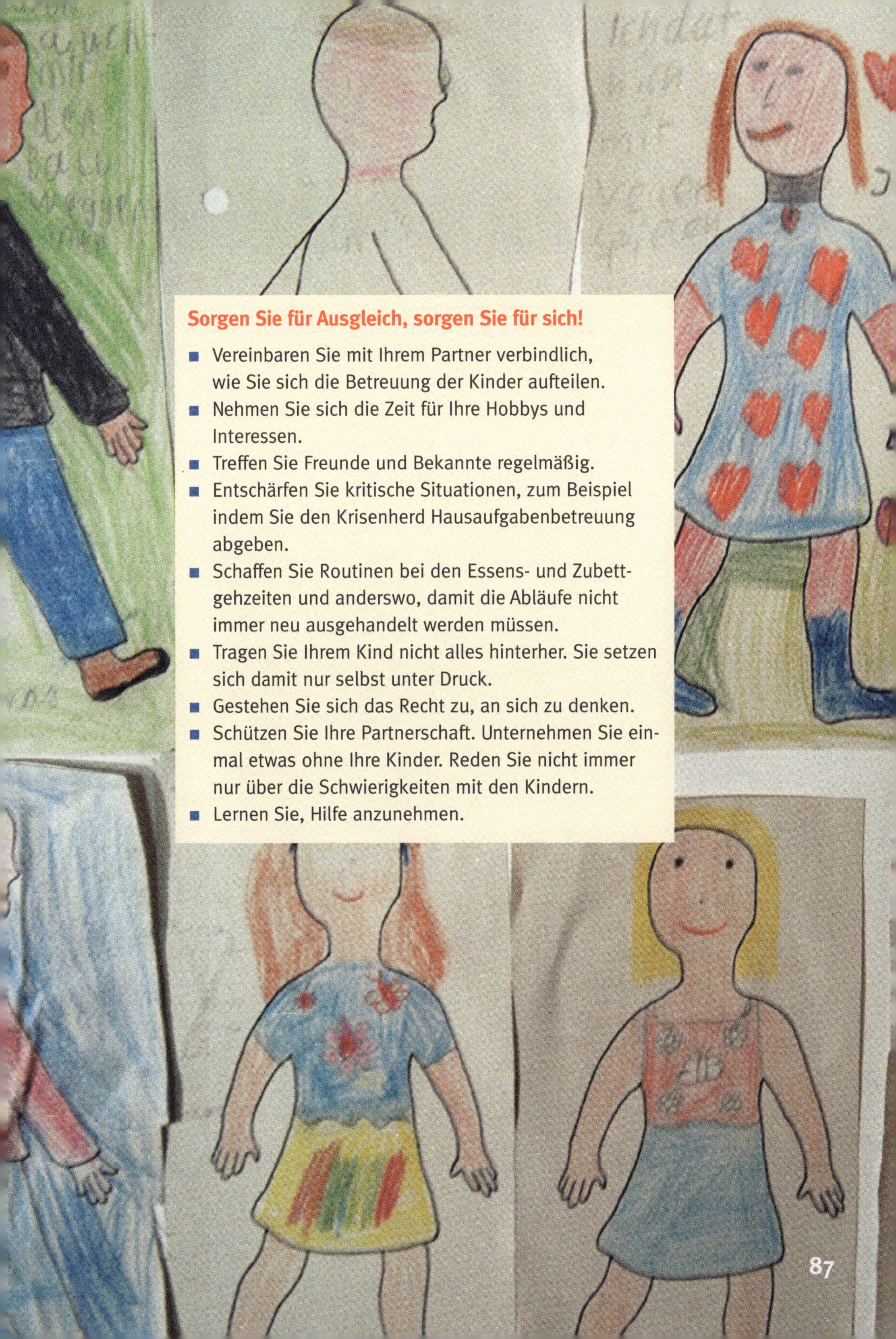

Sorgen Sie für Ausgleich, sorgen Sie für sich!

- Vereinbaren Sie mit Ihrem Partner verbindlich, wie Sie sich die Betreuung der Kinder aufteilen.
- Nehmen Sie sich die Zeit für Ihre Hobbys und Interessen.
- Treffen Sie Freunde und Bekannte regelmäßig.
- Entschärfen Sie kritische Situationen, zum Beispiel indem Sie den Krisenherd Hausaufgabenbetreuung abgeben.
- Schaffen Sie Routinen bei den Essens- und Zubettgehzeiten und anderswo, damit die Abläufe nicht immer neu ausgehandelt werden müssen.
- Tragen Sie Ihrem Kind nicht alles hinterher. Sie setzen sich damit nur selbst unter Druck.
- Gestehen Sie sich das Recht zu, an sich zu denken.
- Schützen Sie Ihre Partnerschaft. Unternehmen Sie einmal etwas ohne Ihre Kinder. Reden Sie nicht immer nur über die Schwierigkeiten mit den Kindern.
- Lernen Sie, Hilfe anzunehmen.

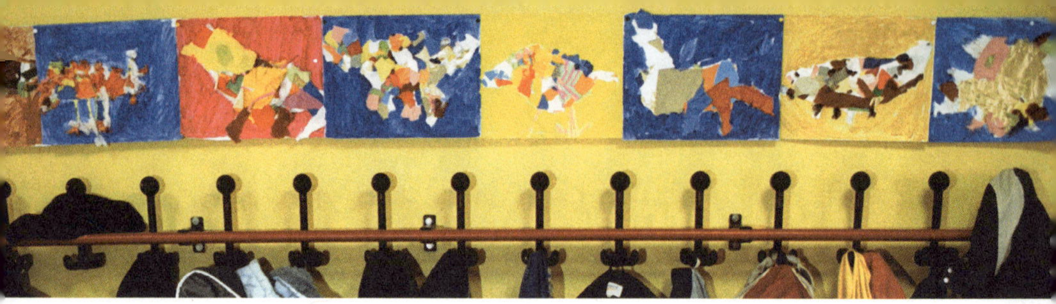

Serviceteil

Nützliche Adressen für Deutschland

Berufsverband Deutscher Psychologinnen und Psychologen e.V.
Bundesgeschäftsstelle
Servicecentrum
Glinkastraße 5-7
10117 Berlin
Telefon: 030/209149-0

oder:
Oberer Lindweg 2
53129 Bonn
Telefon: 0228/98731-0
www.bdp-verband.org

Der Berufsverband vermittelt Ihnen psychologische Beratungs- und Therapieangebote in Deutschland auch in Ihrer Nähe. Sie können Literaturhinweise erhalten, über Veröffentlichungen informiert und an Spezialisten verwiesen werden, die Ihnen praktisch weiterhelfen können.

Einrichtungen, die Beratung anbieten

- Sozialpädiatrische Zentren und Kliniken
- Kinder- und jugendpsychiatrische Ambulanzen und Kliniken
- Kinder- und Jugendgesundheitsdienste der Kreise
- Frühförder- und Beratungsstellen
- Kinder- und Jugendlichen-Psychotherapeuten-Praxen

Jugend- und Sozialfürsorge:
- Beratungsstellen der Gemeinden für Kinder, Jugendliche und Eltern
- Erziehungsberatungsstellen
- Kinder- und Jugendsozialstationen
- Allgemeine Sozialdienste der Kommunen
- Elterntelefon/Kinder- und Jugendtelefon

Erkundigen Sie sich in der Schule oder bei der Verwaltung Ihrer Gemeinde oder Stadt nach einer Beratungsstelle, die Sie ansprechen können.

Redaktionsschluss für die Überprüfung der WWW-Adressen: 31. Mai 2003. Wir können nicht ausschließen, dass unter einer solchen Adresse inzwischen ein anderer Inhalt angeboten wird.

Arbeitskreis Neue Erziehung e.V.
Boppstr. 10
10967 Berlin
Telefon: 030/25 90 06-0
www.arbeitskreis-neue-erziehung.de

Der Verein Arbeitskreis Neue Erziehung e.V. bietet auf seiner Homepage die folgenden Materialien und Leistungen an: Elternbriefe zu Erziehungsfragen (Kinder bis 8 Jahre), die kostenpflichtig bezogen werden können; eine Datenbank (BerlinerElternNetz) mit ca. 4000 Angeboten für Eltern mit Kindern von 0–6 Jahren (von A wie Adoptivkinder bis Z wie Zwillingskinder); Infos rund um die Schule (Infoservice für Elternvertreter an Grundschulen, Schülerberatung, ein kostenpflichtiges Streit-Schlichtungs-Training für Schülervertreter der Sek I und Schulrechtsberatung) sowie Hinweise für türkische Eltern und eine Online-Beratung für Eltern.

Bundeselternrat (BER)
Grantham-Allee 20
53757 St. Augustin
Telefon: 0 22 41/8 65-2 63/-2 64
Fax: 0 22 41/86 52 65
E-Mail: Bundeselternrat@gmx.de
www.bundeselternrat.de

Arbeitsgemeinschaft der 16 Landesvereinigungen in der Bundesrepublik Deutschland. Auf der Homepage findet man aktuelle Informationen, Projekte, Resolutionen, Presseerklärungen und Vorträge. Und natürlich die Post- und Internetadressen der Elternvereinigungen auf Landesebene.

Internettipps

Kultusministerien der Länder

Die Kultusministerien sind als oberste Landesbehörden u.a. für den Bereich Bildung zuständig und auch im Internet präsent. Über die folgenden Adressen können Sie Kontakt zu der für Ihren Wohnort zuständigen Schulbehörde herstellen und die Standorte der nächstgelegenen Bildungs- oder Schulberatungsstelle erfahren, die Ihnen weiterhelfen kann.

Baden-Württemberg
Ministerium für Kultus, Jugend und Sport
Schlossplatz 4
70173 Stuttgart
Telefon: 0711/279-0
www.kultusministerium.baden-wuerttemberg.de

Auf den Internetseiten des Ministeriums findet man umfassende Informationen über das Schulwesen des Landes sowie über Inhalte und Hintergründe der baden-württembergischen Bildungspolitik.
In allen Themenbereichen besteht die Möglichkeit, Publikationen zu bestellen oder bequem herunterzuladen. Außerdem gibt es zahlreiche Links zu weiteren Angeboten, die bei Fragen zur Bildungspolitik und bei der Berufsorientierung behilflich sein können.

Bayern

Bayerisches Staatsministerium für Unterricht, Kultus, Wissenschaft und Kunst
Salvatorplatz 2
80333 München
Telefon: 089/2186-0
www.km.bayern.de/index2.html

Dem Bayerischen Staatsministerium für Unterricht und Kultus untersteht das gesamte Schul- und Unterrichtswesen einschließlich der Lehrerbildung und der Lehrerfortbildung. In den Tätigkeitsbereich der einzelnen Schulabteilungen des Ministeriums fallen Personalplanung, Lehrpläne, Schulordnungen, Prüfungsordnungen, Schulversuche, Rechtsverordnungen, Schulbauvorschriften sowie sämtliche inhaltliche Fragen zu einzelnen Fächern und Ausbildungsrichtungen. Zudem befasst sich eine Abteilung mit schulartübergreifenden Angelegenheiten wie Bildungsplanung, Lehrerdienstrecht, Schulfinanzierung, Bildungsstatistik und -prognosen, Datenverarbeitung, Medien, Auslandsschulen und Kulturarbeit im Ausland. Ferner ist das Ministerium zuständig für die Erwachsenenbildung, für die Angelegenheiten des Sports im schulischen und außerschulischen Bereich, für Jugendpflege und Jugendarbeit. Die Internetseiten enthalten Informationen zu allen Aufgabenbereichen des Ministeriums.

Berlin

Senatsverwaltung für Bildung, Jugend und Sport
Beuthstr. 6-8
10117 Berlin
Telefon: 030/9 02 67
www.sensjs.berlin.de

Im Internetangebot der Senatsverwaltung für Schule, Jugend und Sport findet man Informationen zu den Bereichen Schule, Weiterbildung, Jugend und Familie, Sport und Freizeit. Es gibt aktuelle Pressemitteilungen und Links zu nachgeordneten Einrichtungen der Senatsverwaltung.

Brandenburg

Ministerium für Bildung, Jugend und Sport
Steinstr. 104-106
14480 Potsdam
Telefon: 0331/866-0
www.brandenburg.de/land/mbjs/index.htm

Die Internetseiten enthalten Informationsangebote zu den verschiedenen Aufgabenbereichen des Ministeriums: Lehrerbildung, allgemeines und berufsbildendes Schulwesen, Fort- und Weiterbildung des pädagogischen und sozialpädagogischen Personals, Kinder- und Jugendhilfe sowie Sportförderung.

Bremen
Senator für Bildung und Wissenschaft
und Kunst
Pressestelle
Remberti-Ring 8–12
28195 Bremen
Telefon: 0421/3610
www.bildung.bremen.de

Die Web-Seiten des Bremer Senators für Bildung und Wissenschaft enthalten Informationen zu den Zuständigkeitsbereichen der Behörde und zu aktuellen Projekten.
Als Aufgabenbereiche werden genannt: Bildungs-, Schul- und Unterrichtswesen, Förderung von Wissenschaft, Forschung und Lehre, Weiterbildung/Erwachsenenbildung.

Hamburg
Behörde für Schule, Jugend und
Berufsbildung
Freie und Hansestadt Hamburg
Behörde für Bildung und Sport
Hamburger Str. 31
22083 Hamburg
Telefon: 040/428630
www.hamburg.de/Behoerden/bsjb/
welcome.htm

Die Hamburger Behörde für Schule, Jugend und Berufsbildung hat die Aufgabe, die Wahrnehmung des Rechts jedes jungen Menschen auf schulische Bildung zu gewährleisten und das staatliche Schulwesen zu organisieren, zu gestalten und zu beaufsichtigen. Sie führt die Aufsicht über die Privatschulen und nimmt die staatlichen Aufgaben im Bereich der Berufsausbildung und der Weiterbildung wahr. Die Landesjugendbehörde plant und koordiniert die Jugendhilfe der Bezirke. Die Internetseiten informieren über die Aufgaben der Ämter für Verwaltung, Schule, Jugend, Berufs- und Weiterbildung.

Hessen
Hessisches Kultusministerium
Luisenplatz 10
65185 Wiesbaden
Telefon: 0611/3680
www.kultusministerium.hessen.de

Die Internetseiten informieren über das Hessische Kultusministerium und das Bildungssystem des Landes. Ein Service-Teil weist auf Informationsschriften und auf die Ansprechpartnerinnen und -partner im Ministerium und in den nachgeordneten Behörden hin. Angeboten werden Listen mit Adressen der hessischen Volkshochschulen, der Elternverbände, des Landeselternbeirates, der staatlichen Schulämter, des schulpsychologischen Dienstes und andere nützliche Links. Unter dem Menüpunkt „Eltern“ findet sich die Rubrik „häufig gestellte Fragen“ mit präzisen und verständlichen Antworten zu Themen des Schulalltags. Spezielle Seiten für Lehrerinnen und Lehrer verweisen auf Aktuelles aus dem Schulbereich. Schülerinnen und Schüler werden über ihre Rechte und Pflichten sowie über Schülerwettbewerbe und wichtige Adressen informiert. In der Rubrik „Presse/Publikationen“ sind regelmäßig die neuesten Pressemeldungen aus dem Kultusministerium verfügbar.

Mecklenburg-Vorpommern
Ministerium für Bildung, Wissenschaft und Kultur des Landes Mecklenburg-Vorpommern
Werderstr. 124
19055 Schwerin
Telefon: 0385/5880
www.kultus-mv.de

Mecklenburg-Vorpommerns Ministerium für Bildung, Wissenschaft und Kultur bietet auf seinen Webseiten Informationen zu den Bereichen allgemein bildende Schulen, Wissenschaft und Forschung, Hochschulen, Kultur, berufliche Schulen und Erwachsenenbildung. Auf obere Landesbehörden wird verwiesen: auf das Landesinstitut für Schule und Ausbildung, das Lehrerprüfungsamt, das Staatliche Museum Schwerin, das Landesamt für Denkmalpflege Mecklenburg-Vorpommern, die Landesbibliothek Mecklenburg-Vorpommern, das Mecklenburgische Landeshauptarchiv Schwerin und das Vorpommernsche Landesarchiv Greifswald. Auch untere Landesbehörden, wie zum Beispiel Schulämter, werden erwähnt.

Niedersachsen
Niedersächsisches Kultusministerium
Schiffgraben 12
30159 Hannover
Telefon: 0511/1201
www.niedersachsen.de/MK1.htm

Auf der Homepage des Ministeriums findet man Informationen zu Kindergärten, Schulen, Berufsschulen und zur Jugendarbeit in Niedersachsen. Publikationen können bestellt oder heruntergeladen werden.

Nordrhein-Westfalen
Ministerium für Schule, Wissenschaft und Forschung des Landes
Völklinger Str. 49
40221 Düsseldorf
Telefon: 0211/89603
www.mswf.nrw.de

Auf den Internetseiten des Ministeriums für Schule, Wissenschaft und Forschung finden Sie ein breites Informationsangebot und Aktuelles zu Bildung und Forschung in Nordrhein-Westfalen. Dazu gehören die Bereiche: Bildungspolitische Planung, Service für Lehrerinnen und Lehrer, Schülerinnen und Schüler und Eltern, Weiterbildung, Wissenschaft und Forschung.

Rheinland-Pfalz
Ministerium für Wissenschaft, Forschung und Kultur des Landes Rheinland-Pfalz
Mittlere Bleiche 61
55116 Mainz
Telefon: 06131/160
www.mbww.rpl.de

Auf den Webseiten des Ministeriums für Bildung, Wissenschaft und Weiterbildung erhält man Informationen zu Schularten, zum Studium in Rheinland-Pfalz, zu Möglichkeiten finanzieller Förderung, zu Ferienterminen und Terminen für den Vorbereitungsdienst, zur Forschung, Frauenförderung, Hochschulfinanzierung, zu Rechtsvorschriften, Bildungsfreistellung und zu fachbezogener Berechtigung zum Studium an einer Universität. Man findet Bewerbungsvordrucke und Stellenausschreibungen sowie weiterbildende Fernstudienangebote. Aktuelle Presseerklärungen und Broschüren stehen online zur Verfügung.

Saarland
Ministerium für Bildung, Wissenschaft und Kultur
Hohenzollernstr. 60
66117 Saarbrücken
Telefon: 06 81/5 01 00
www.bildung.saarland.de

Das saarländische Ministerium für Bildung, Kultur und Wissenschaft nennt die Bereiche seiner Zuständigkeit: Tageseinrichtungen für Kinder, allgemein bildende Schulen, berufliche Schulen, Lehrerbildung, Weiterbildung, Hochschulen und Forschung, Kultur und Bibliothekswesen. Zu allen Aufgabenbereichen findet man Informationen auf den Webseiten. Reden, Texte und Broschüren liegen online vor oder können per E-Mail bestellt werden.

Sachsen
Sächsisches Staatsministerium für Kultus
Carola Platz 1
01097 Dresden
Telefon: 03 51/56 40
www.sn.schule.de/smk

Auf dem Server des Sächsischen Staatsministeriums für Kultus präsentiert sich das sächsische Schulwesen. Man findet Informationen über Behörden und Einrichtungen, Schullaufbahnen in Sachsen, Gesetze und Verordnungen sowie aktuelle Meldungen.

Sachsen-Anhalt
Kultusministerium des Landes Sachsen-Anhalt
Turmschanzenstr. 32
39114 Magdeburg
Telefon: 03 91/5 67 01
www.mk.sachsen-anhalt.de

Der Geschäftsbereich des Ministeriums umfasst u.a. die Bereiche Schule, Hochschule, Forschung, Kunst und Kultur, Erwachsenen- und Weiterbildung, Beziehungen zwischen Staat und Religionsgemeinschaften, Denkmalpflege sowie Archiv- und Bibliothekswesen. Das Internetangebot enthält Informationen zu diesen Bereichen sowie aktuelle Pressemitteilungen.

Schleswig-Holstein
Ministerium für Wissenschaft, Forschung und Kultur des Landes Schleswig-Holstein
Brunswiker Str. 16–22
24105 Kiel
Telefon: 04 31/98 80
www.schleswig-holstein.de/landsh/mbwfk

Im Internet-Angebot des Ministeriums für Bildung, Wissenschaft, Forschung und Kultur findet man Informationen zu Landesbehörden, Schulen, Hochschulen sowie zur Forschung, Weiterbildung und Kultur.
Es gibt ein Broschüren-Bestellsystem, ausgewählte Reden und Beiträge und Pressemitteilungen.

Thüringen
Thüringer Kultusministerium
Werner-Seelenbinder-Str. 7
99096 Erfurt
Telefon: 0361/37900
www.thueringen.de/tkm

Das Thüringer Kultusministerium erfüllt im Rahmen der Thüringer Landesregierung u.a. folgende Aufgaben: Bildungsplanung und Lehrplanentwicklung, oberste Schulaufsicht über das allgemein bildende und berufsbildende Schulwesen und alle damit zusammenhängenden Angelegenheiten, Ausbildungs- und Prüfungswesen für Lehrämter an Schulen, Regelung der Rechtsbeziehungen zwischen Staat und Kirchen, Religions- und Weltanschauungsgemeinschaften, Medienrecht und Medienpolitik. Das Internetangebot des Ministeriums enthält Informationen zu diesen Bereichen.

Internettipps

www.schulpsychologie.de
Informations- und Beratungsangebote im Internet. Über diese Adresse haben Sie Zugang zu den Angeboten der schulpsychologischen Dienste, Sie können Elterninformationen, Literaturhinweise und Ansprechpartner für Ihre Fragestellungen recherchieren.

www.bildungsserver.de
Der Deutsche Bildungsserver ist ein gesamtdeutsches Informationsangebot zum Bildungswesen, das gemeinsam von Bund und Ländern getragen wird. Sie finden dort u.a. aktuelle und detaillierte Ausführungen zu schulrechtlichen, schulpolitischen, bildungsinhaltlichen Themen. Links führen Sie zu den Homepages der Landeselternbeiräte und zahlreicher bundesweiter Elternvereine und Arbeitsgemeinschaften, von denen die meisten eigene Elterninformations- und -beratungsseiten unterhalten.

www.psychologie.de
Die unter dieser Adresse zugänglichen Seiten enthalten umfangreiche psychologische Informationen, u.a. ein Portal, das Sie zu über 4000 Verweisen auf psychologische Themenbearbeitungen im Internet führt; eine Datenbank mit über 4400 aktuellen Presseartikeln, die Sie nach interessierenden Stichworten durchsuchen lassen können; eine Adressensammlung von über 3000 deutschsprachigen Psychologen und deren eigenen Homepages; einen Veranstaltungskalender psychologischer Workshops, Fortbildungen, sowie Tagungen und Kongresse.

www.cornelsen-eltern.de
Elternchat, Beratung zu Schul- und Erziehungsproblemen

kids.t-online.de
Diese Seiten sind speziell für Kinder und Jugendliche gestaltet worden und enthalten auch Zeiger auf Beratungsangebote für Eltern. Zum Thema Schulangst können Sie über die folgende Adresse direkt an die hier gespeicherten Informationen gelangen: kids.t-online.de/kids/elte/schu/ar/CP/ar-el-schulangst.html

www.bvakjp.de
Wenn Sie bereits auf der Suche nach Behandlungsangeboten sind, könnten Ihnen zum Beispiel die Informationen der (Berliner) Vereinigung Analytischer Kinder- und Jugendlichenpsychotherapeuten in Deutschland e.V. eine wertvolle Hilfe sein.

www.ifpp.de/problems/schule.htm
Das Institut für psychologische Problemlösungen führt Sie auf seiner Homepage auch zu schulischen Fragestellungen.

www.eltern.de

www.members.aol.com/Elternreform
Umfassende Internetberatung für Eltern mit Kindern aller Altersgruppen

www.angst-auskunft.de/AAA_Spezielle_Aengste/AAA_Kinderangst.htm
Wer weiterführende Informationen zum Thema Angst sucht, findet dazu gut strukturierte Seiten, die u.a. auch zum Thema Schulangst hinführen.

www.christoph-dornier-stiftung.de
Christoph-Dornier-Stiftung für Klinische Psychologie
Diese Stiftung verfügt über Institute in Berlin und an den Universitäten Braunschweig, Köln, Marburg, Siegen, Tübingen, Münster und Nijmegen (NL)

www.klett-lerntraining.de
Ein Beispiel für Übungsangebote, die Kindern mehr Sicherheit geben und dadurch Leistungsängsten in der Schule entgegenwirken wollen.

www.hausarbeiten.de/faecher/hausarbeit/psy/20358.html
Ganz spezifische Hilfen für die Anfertigung von Hausaufgaben

www.methode.de
Tipps und Buchempfehlungen zum Thema „Lernen“

Nützliche Adressen für Österreich

Bundesministerium für Bildung, Wissenschaft und Kultur
Abteilung V/4
(Schulpsychologie-Bildungsberatung)
Freyung 1
1014 Wien
Telefon: 01/5 31 20
E-Mail: schulpsychologie@bmbwk.gv.at
www.bmbwk.gv.at

Landesverband Wien der Elternvereine an den öffentlichen Pflichtschulen
Wipplingerstraße 28
1010 Wien
Telefon: 01/4 07 18 99
Fax: 01/4 06 00 85
E-Mail: landesverband.wien@wbn.wien.at
www.elternverband-wien.at

Internettipps

www.elternweb.at
Hilfen speziell für Eltern

www.elternforum.at
Informations- und Kommunikationsplattform

www.bmbwk.gv.at
Das österreichische Bildungsministerium

www.schulpsychologie.at
Ein Internetangebot für Kinder widmet sich auf ausgewählten Seiten dem Thema Schulangst:
www.kidsnet.at/dr/angst_2.htm

Nützliche Adressen für die Schweiz

Schweizerische Vereinigung der Elternorganisationen SVEO
Sekretariat
Fliederstraße 9
8908 Hedingen
Telefon: 01/7 61 83 23
Fax: 01/7 61 83 42
E-Mail: sveo@rat.ch
www.sveo.rat.ch

Verband SKJP
Schweizerische Vereinigung für Kinder- und Jugendpsychologie
Hauptgasse 35
Postfach 1029
4500 Solothurn
Telefon: 0 41/32 6 21 30 30
Fax: 0 41/32 6 21 30 38
E-Mail: info@skjp.ch
www.skjp.ch

Internettipps

www.schule-elternhaus.ch
Die deutschschweizerische Elternorganisation S&E engagiert sich für eine konstruktive Zusammenarbeit zwischen Eltern, Lehrern und Schulbehörden.

www.schule-online.ch

www.goldnet.ch/elternforum/Schulangst.html